70 Effektive Rezepte gegen Brustkrebs:

Beuge Brustkrebs vor und bekämpfe ihn mit smarter Ernährung und kraftvollem Essen

Von

Joe Correa CSN

COPYRIGHT

DANKSAGUNG

Dieses Buch ist meinen Freunden und meiner Familie gewidmet, die leichte oder ernste Krankheiten hatten, so dass Sie eine Lösung finden und die notwendigen Veränderungen in Ihrem Leben machen.

70 Effektive Rezepte gegen Brustkrebs:

Beuge Brustkrebs vor und bekämpfe ihn mit smarter Ernährung und kraftvollem Essen

Von

Joe Correa CSN

INHALT

Copyright

Danksagung

Über den Autor

Einführung

70 Effektive Rezepte gegen Brustkrebs: Beuge Brustkrebs vor und bekämpfe ihn mit smarter Ernährung und kraftvollem Essen

Weitere Titel dieses Autors

ÜBER DEN AUTOR

Nach jahrelanger Forschung glaube ich ehrlich an die positive Wirkung die richtige Ernährung auf den Körper und den Geist haben kann. Meine Kenntnis und Erfahrung haben mir geholfen, im Laufe der Jahre gesünder zu leben, was ich mit meiner Familie und Freunden geteilt habe. Je mehr Sie über gesünderes Essen und Trinken wissen, desto eher werden Sie Ihr Leben und die Essgewohnheiten ändern wollen.

Ernährung ist ein Schlüsselfaktor im Pozess für Gesundheit und ein längeres Leben - also starte noch heute. Der erste Schritt ist der wichtigste und der bedeutungsvollste.

EINFÜHRUNG

70 Effektive Rezepte gegen Brustkrebs: Beuge Brustkrebs vor und bekämpfe ihn mit smarter Ernährung und kraftvollem Essen

Von Joe Correa CSN

Gesund zu sein, ist eines der wichtigsten Dinge im Leben. Gesund zu bleiben ist wichtiger in der heutigen Zeit, wenn unsere sitzenden Abläufe mit Stress und toxischen Lebensmitteln gefüllt sind. Tötliche Krankheiten, wie Brustkrebs, sind auf der ganzen Welt auf dem Vormarsch, insbesondere in den Vereinigten Staaten, wo es eine unglaubliche Menge an Frauen betrifft.

Brustkrebs ist einer der häufigsten invasiven Krebskrankheiten bei Frauen. Fast 20 % aller Krebstoten auf der Welt, einschließlich Männer und Frauen, sterben an dieser Krebsart. Diese Zahlen sind höher in entwickelten Ländern, dies liegt vor allem am unterschiedlichen Lebensstil und Essgewohnheiten.

Unter diesen Umständen ist es wichtig, einen Ernährungsplan zu haben und es wird immer mehr anerkannt, dass gesunde Zutaten mit den richtigen Kochtechniken die am effizientesten und effektivste

Weise für Frauen als auch für Männer, um optimale Gesundheitsergebnisse zu erreichen und das Immunsystem zu stärken.

Dieses Buch wurde speziell für Frauen geschrieben und wird Sie lehren, was Sie kaufen sollen und wie Sie wunderbar gesunde Mahlzeiten für die ganze Familie kochen können. Die Zubereitung dieser Rezepte wird Ihrem Körper alle essentiellen Nährstoffe geben, die Sie brauchen um richtig zu funktionieren und Sie vor den schädlichen Stoffen zu schützen, denen Sie täglich ausgesetzt sind. Der Stoffwechsel ist eine Reihe an chemischen Reaktionen, die in den Zellen lebender Organismen stattfinden. Diese chemische Reaktionen bestimmen, ob die Zellen leben oder sterben, sich vervielfältigen oder regenerieren, wachsen oder reparieren. Da wir alle aus Zellen bestehen, ist eine richtige Ernährung wichtig für ihre biologische Funktion.

Ich wollte mit Ihnen eine wunderbare Sammlung an mächtigen, nährwertsteigernden Rezepten teilen, die einen großen Einfluss auf unterschiedliche Aspekte Ihres Körpers und Gesundheit haben. Diese Rezepte basieren auf gesunde Fette, fettarme Proteine, unverarbeitete Kohlenhydrate, Vitamine, Mineralien und andere wichtige Nährstoffe. Jedes Rezept ist sorgfältig erstellt um lecker zu schmecken, leicht zuzubereiten und gesund zu sein.

Beginnen Sie heute ein neueres und besseres Leben.

70 EFFEKTIVE REZEPTE GEGEN BRUSTKREBS: BEUGE BRUSTKREBS VOR UND BEKÄMPFE IHN MIT SMARTER ERNÄHRUNG UND KRAFTVOLLEM ESSEN

1. Sauerrahm-Champignons

Zutaten:

450 g Champignons, geviertelt

2 mittelgroße Zwiebeln, gewürfelt

2 EL Butter

1 EL Semmelbrösel

230 g Sauerrahm

1 EL frische Petersilie, fein gehackt

½ TL schwarzer Pfeffer, gemahlen

1 TL italienische Gewürze

Zubereitung:

Champignons gründlich waschen und vierteln Zur Seite stellen.

Butter in einer großen Bratpfanne bei mittlerer Temperatur schmelzen. Zwiebeln zugeben und für ca. 3-4 Minuten kochen oder sie glasig sind. Pilze zugeben und italienische Gewürze und Pfeffer drüber geben. Gut verrühren hinzufügen und für weitere 3 Minuten kochen.

Semmelbrösel zugeben und für weitere 5 Minuten köcheln.

Sauerrahm unterrühren und mit frischer Petersilie bestreuen. Vom Herd nehmen und zur Seite stellen.

Es kann mit Basmatireis serviert werden, dies ist jedoch optional.

Nährwertangaben pro Portion: Kcal: 463, Proteine: 12,7 g, Kohlenhydrate: 25,8 g, Fette: 37,3 g

2.   Klassische Tomatensuppe

Zutaten:

900 g Tomaten, gewürfelt

240 ml Magermilch

960 ml Hühnerbrühe

3 Knoblauchzehen, fein gehackt

2 EL frischer Basilikum, fein gehackt

1 TL getrockneter Oregano, gemahlen

1 TL Salz

¼ TL schwarzer Pfeffer, gemahlen

1 EL Olivenöl

Zubereitung:

Öl in einem dickbodigen Topf bei mittlerer Temperatur erwärmen. Zwiebeln und Knoblauch zugeben und für ca. 3-4 Minuten anbraten oder bis sie glasig sind.

Basilikum und Oregano einrühren und für 1 Minute köcheln. Die Temperatur runter drehen und Tomaten zugeben. Hühnerbrühe zugeben und zum Kochen bringen. Salz und Pfeffer drüber streuen und für ca. 13-15 Minuten kochen. Vom Herd nehmen und zum Abkühlen zur Seite stellen.

Alles in mehreren Teilen eine Küchenmaschine geben und vermengen bis es cremig ist. In den Topf geben und Milch hinzufügen. Erneut erhitzen und warm servieren.

Bei Bedarf etwas Chili zugeben. Dies ist optional.

Mit frischem Basilikum oder Petersilie garnieren.

Nährwertangaben pro Portion: Kcal: 137, Proteine: 9,1 g, Kohlenhydrate: 13,8 g, Fette: 5,4 g

3.   Al Cartoccio

Zutaten:

450 g Hühnerbrust, ohne Haut, ohne Knochen, in mundgerechte Stücke geschnitten

35 g Shiitakepilze, gewürfelt

25 g Austern-Seitlinge, getrocknet

115 g Kürbis, gehackt

1 kleine Selleriestange, gewürfelt

2 Knoblauchzehen, fein gehackt

½ TL Ingwer, gemahlen

½ TL Salz

¼ TL Majoran, fein gehackt

60 ml Weißwein

2 EL Olivenöl

Zubereitung:

Den Ofen auf 420°F (215°C) vorheizen.

Kürbis schälen und ein große Spalte abschneiden. In mundgerechte Stücke geschnitten und Kerne entfernen.

Den Rest in im Kühlschrank aufbewahren.

Die Austern-Seitlinge für 5 Minuten in Wasser einweichen. Gut abtropfen und zur Seite stellen.

Hühnerbrust unter kaltem, fließendem Wasser waschen und in mundgerechte Stücke schneiden.

Alle Zutaten in eine große Schüssel geben. Vermischen bis alles gut vermengt ist.

Ein großes Stück Backpapier verwenden und alle Ecken falten, so dass Sie so etwas wie eine Tasche machen. Die Ecken in einer Hand halten und alle Zutaten reingeben. Am besten fragen Sie um Hilfe. Die Ecken mit Küchengarn vorsichtig zusammen binden, damit die Zutaten nicht rausfallen.

Die Tasche auf ein großes Backblech legen und in den Ofen geben. Für ca. 25-30 Minuten backen. Vom Herd nehmen und zum Abkühlen zur Seite stellen.

Tasche öffnen und auf eine Servierplatte geben. Guten Appetit!

Nährwertangaben pro Portion: Kcal: 353, Proteine: 36,7 g, Kohlenhydrate: 13,1 g, Fette: 15,6 g

4.   Kiwi-Birnen-Smoothie

Zutaten:

2 große Kiwis, geschält

1 große Birne, gewürfelt

100 g Heidelbeeren, gewürfelt

230 g griechischer Joghurt

1 EL roher Honig

1 EL Chiasamen

Zubereitung:

Kiwis schälen und der Länge nach halbieren. Zur Seite stellen.

Birne waschen und halbieren. Die Kerne entfernen und in mundgerechte Stücke schneiden. Zur Seite stellen.

Heidelbeeren in einem Sieb unter kaltem, fließendem Wasser waschen. Abtropfen und zur Seite stellen.

Kiwis, Birnen, Heidelbeeren, Joghurt, Honig und Chiasamen in einer Küchenmaschine vermengen. Vermischen bis sämig und cremig ist. In Gläsern anrichten und mit Chiasamen garnieren.

Vor dem Servieren für 15 Minuten kalt stellen.

Guten Appetit!

Nährwertangaben pro Portion: Kcal: 314, Proteine: 14,9 g, Kohlenhydrate: 50,2 g, Fette: 7,6 g

5.   Hühnchen-Zucchini-Haferbrei

Zutaten:

450 g Hühnerfilet, in mundgerechte Stücke geschnitten

1 kleine Zucchini, geschält und gewürfelt

180 g frischer Brokkoli, gewürfelt

2 EL Olivenöl

½ TL Salz

Zubereitung:

Brokkoli waschen und in mundgerechte Stücke schneiden. Zur Seite stellen.

Zucchini schälen und in kleine Stücke schneiden. Zur Seite stellen.

Fleisch unter kaltem, fließendem Wasser waschen. Trocken tupfen und in mundgerechte Stücke schneiden. Fleischstücke in einen großen Topf geben. Genug Wasser hinzugeben bis alle Zutaten bedeckt sind und zum Kochen bringen. Für 10 Minuten kochen und dann die Temperatur runter drehen. Brokkoli und Zucchini zugeben und gut verrühren.

Für ca. 20-25 Minuten kochen. Vom Herd nehmen, in die Küchenmaschine geben und pürieren bis sie cremig ist. In den Topf geben und verrühren. Mit Salz bestreuen und warm servieren.

Nährwertangaben pro Portion: Kcal: 384, Proteine: 45,1 g, Kohlenhydrate: 3,3 g, Fette: 20,7 g

6.   Pikanter Thunfisch mit Koriander

Zutaten:

4 mittelgroße Thunfischsteaks, ca. 900 g

15 g frischer Koriander, gehackt

3 Knoblauchzehen, gehackt

2 EL Zitronensaft, frisch gepresst

100 ml Olivenöl

½ TL geräuchertes Paprikapulver

½ TL Kreuzkümmel, gemahlen

½ TL Chilipulver

1 TL Salz

¼ TL schwarzer Pfeffer, frisch gemahlen

Zubereitung:

Koriander, Knoblauch, Paprikapulver, Kreuz-kümmel, Chilipulver und Zitronensaft in einer Küchenmaschine vermischen. Verrühren und Olivenöl langsam zugeben. Die Zutaten verrühren, bis sie cremig sind.

Die Mischung in eine Schüssel geben, den Fisch zugeben und vorsichtig rühren, so dass der Fisch gleichmäßig mit Soße bedeckt ist. Für mindestens 2 Stunden kühl stellen, damit sich der Fisch das Aroma aufnimmt.

Den Grill auf mittlere Temperatur vorheizen.

Fisch aus dem Kühlschrank nehmen. Das Gitter mit Öl einschmieren, den Fisch draufgeben und für ca. 3-4 Minuten auf jeder Seite grillen.

Fisch vom Grill nehmen, auf eine Servierplatte geben und mit Zitronenscheiben oder gedünstetem Gemüse servieren. Dies ist optional.

Guten Appetit!

Nährwertangaben pro Portion: Kcal: 520, Proteine: 60,5 g, Kohlenhydrate: 1,5 g, Fette: 29,1 g

7.   Spinat nach malaysischer Art

Zutaten:

450 g frischer Spinat, fein gehackt

50 g Frühlingszwiebeln, gewürfelt

1 TL Cayennepfeffer, gemahlen

¼ TL Chili, gemahlen

2 EL Erdnüsse, gehackt

2 Knoblauchzehen, zerdrückt

1 kleine Zwiebel, gewürfelt

2 EL Zitronensaft, frisch gepresst

½ TL Salz

2 EL Olivenöl

Zubereitung:

Spinat gründlich unter kaltem, fließendem Wasser waschen. Abtropfen und in einen Topf mit kochendem Wasser geben. Für 1 Minute kochen und vom Herd nehmen. Erneut abtropfen und fein hacken.

Öl in einem großen Topf bei mittlerer Temperatur erwärmen. Zwiebeln und Frühlingszwiebeln zugeben. Mit Cayennepfeffer, Chili und Salz bestreuen. Unter Rühren 3 Minuten anbraten und dann Erdnüsse zugeben. Für weitere 2 Minuten kochen und dann Spinat zugeben.

Mit Zitronensaft beträufeln und für 1 weitere Minute anbraten. Vom Herd nehmen und gut verrühren.

Sofort servieren.

Nährwertangaben pro Portion: Kcal: 257, Proteine: 10,1 g, Kohlenhydrate: 16,7 g, Fette: 19,8 g

8.   Heidelbeer-Sorbet

Zutaten:

200 g frische Heidelbeeren

1 TL Vanilleextrakt

2 TL weißer Rum

1 große Zitrone, geschält und gepresst

240 ml Wasser

Zubereitung:

Heidelbeeren in ein Sieb geben und unter kaltem, fließendem Wasser waschen. Abtropfen und in einen großen Topf geben.

Vanilleextrakt und Rum zugeben. Gut verrühren und zum Kochen bringen. Vom Herd nehmen und mit Zitronensaft beträufeln. Zur Seite stellen und komplett abkühlen lassen.

In eine Glasschüssel geben und für mindestens 3 Stunde kalt stellen. Einige Male umrühren während des Kühlens. Vor dem Servieren für 15 Minuten kalt stellen. Mit ein paar frischen Heidelbeeren garnieren und genießen!

Nährwertangaben pro Portion: Kcal: 108, Proteine: 1,4 g, Kohlenhydrate: 24 g, Fette: 0,6 g

9.   Reis mit Karotten und Zucchini

Zutaten:

190 g brauner Reis

1 mittelgroße Karotte, geschnitten

1 mittelgroße Zucchini, geschnitten

1 kleine Tomate, grob gewürfelt

½ kleine Aubergine, geschnitten

1 kleine rote Paprika, geschnitten

3 EL natives Olivenöl extra

½ TL Salz

1 TL getrockneter Majoran

Zubereitung:

Reis in einen großen Topf geben. 480 ml Wasser zugeben und zum Kochen bringen. Die Hitze reduzieren und kochen bis das Wasser verdunstet ist. Gelegentlich umrühren.

1 EL Olivenöl bei mittlerer Hitze erwärmen. Geschnittene Karotten zugeben und für 3-4 Minuten anbraten, ständig umrühren. Reis zugeben.

Das restliche Olivenöl, Zucchini, Tomaten, Auberginen, rote Paprika, Salz und Majoran unterrühren. 240 ml Wasser zugeben und für weitere 10 Minuten kochen.

Nährwertangaben pro Portion: Kcal: 220, Proteine: 6 g, Kohlenhydrate: 51 g, Fette: 7,8 g

10. Hühnerbrust mit Knoblauch

Zutaten:

2 Hühnerbrust-Hälften, ohne Haut und ohne Knochen

100 ml natives Olivenöl extra

3 Knoblauchzehen, zerdrückt

30 g frische Petersilie

1 EL frischer Limettensaft

¼ TL Salz

Zubereitung:

Olivenöl, zerdrückte Knoblauchzehen, fein gehackte Petersilie, frischer Limettensaft and Salz vermischen. Fleisch waschen und trocken tupfen und in 2,5 cm dicke Scheiben schneiden.

Die Olivenöl-Mischung mit einem Pinsel auf dem Fleisch verteilen. Für ca. 15 Minuten stehen lassen.

Die Grillpfanne bei mittlerer Hitze erwärmen. Ca. 2 EL der Marinade in die Grillpfanne geben. Das Fleisch in die Pfanne geben und auf beiden Seiten anbraten, bis es leicht angeschmort ist.

Aus der Pfanne nehmen und mit frischem Gemüse nach Wahl servieren.

Nährwertangaben pro Portion: Kcal: 485, Proteine: 28,7 g, Kohlenhydrate: 2,9 g, Fette: 40,9 g

11. Linsen mit Tomaten-Pilzsoße

Zutaten:

450 g grüne Linsen, über Nach eingeweicht

110 g Champignons, gewürfelt

200 g Tomaten, gewürfelt

1 EL frischer Basilikum, fein gehackt

2 EL Olivenöl

2 EL Weißwein

1 TL Cayennepfeffer, gemahlen

½ TL Salz

¼ TL getrockneter Oregano

Zubereitung:

Champignons waschen und den Stengel abschneiden. In mundgerechte Stücke schneiden und zur Seite stellen.

Tomaten waschen und in einen Mixer geben. Oregano zugeben und kurz vermengen. Zur Seite stellen.

Die Linsen über Nacht einweichen. Abtropfen und gut abspülen. In einen tiefen Topf geben und 720 ml Wasser zugeben. Zum Kochen bringen und für 20 Minuten kochen oder bis es weich ist. Temperatur runter drehen.

In der Zwischenzeit, Öl in einem großen Topf bei mittlerer Hitze erwärmen. Champignons zugeben und für 3 Minuten kochen. Dann Tomaten zugeben. Mit Salz bestreuen und gut verrühren. Für 3 Minuten kochen und vom Herd nehmen. Die Mischung zu den Linsen in den Topf geben. Mit Cayennepfeffer bestreuen und gut verrühren. Bei Bedarf mehr Wasser hinzufügen, um die Dicke anzupassen. Zum Kochen bringen und für weitere 10 Minuten kochen. Vom Herd nehmen und mit Polenta oder Pasta servieren.

Mit etwas Parmesan für etwas extra Geschmack bestreuen, aber dies ist optional.

Nährwertangaben pro Portion: Kcal: 480, Proteine: 30,3 g, Kohlenhydrate: 24 g, Fette: 0,6 g

12. Zitronenbrokkoli

Zutaten:

450 g frischer Brokkoli, gehackt

15 g frische Petersilie, fein gehackt

1 TL getrockneter Thymian, gemahlen

1 EL Zitronensaft, frisch gepresst

¼ TL Chili, gemahlen

3 EL Olivenöl

1 EL Cashewcreme

Zubereitung:

Brokkoli in einen großen Topf geben und genug Wasser zugeben, damit er bedeckt ist. Zum Kochen bringen und kochen, bis er weich ist. Vom Herd nehmen und abgießen.

In die Küchenmaschine geben. Frische Petersilie, Thymian und ca. 120 ml Wasser zugeben. Rühren bis es sämig und cremig ist. In den Topf zurückgeben und etwas mehr Wasser zugeben. Zum Kochen bringen und für einige Minuten bei niedriger Temperatur kochen.

Etwas Olivenöl und Cashewcreme unterrühren, gemahlenen Chili drüber streuen und frischen Zitronensaft zugeben. Warm servieren.

Nährwertangaben pro Portion: Kcal: 181, Proteine: 4,5 g, Kohlenhydrate: 11,1 g, Fette: 14,9 g

13.   Linsen-Paprikasalat

Zutaten:

200 g Linsen, eingeweicht und vorgekocht

1 mittelgroße rote Paprika, gewürfelt

90 g Zuckermais

eine Handvoll Rotkohl, zerkleinert

eine Handvoll Salat, zerkleinert

½ TL Salz

¼ TL schwarzer Pfeffer, frisch gemahlen

2 EL Olivenöl

1 EL Sesamsamen

Zubereitung:

Gemüse waschen und vorbereiten.

Die Linsen über Nacht einweichen. Abtropfen und gut abspülen. Erneut abtropfen und Linsen in einen großen Topf geben. 960 ml Wasser für 200 g trockene Linsen verwenden.

Zum Kochen bringen und auf mittlerer Hitze weiterkochen. Zudecken und für ca. 15-20 Minuten kochen. Vom Herd nehmen und abgießen. In eine Schüssel geben.

Paprika, Mais, Kohl und Salat zugeben. Mit Salz, Pfeffer, Olivenöl und Sesamsamen bestreuen. Gut verrühren.

Nährwertangaben pro Portion: Kcal: 272, Proteine: 13,9 g, Kohlenhydrate: 36,2 g, Fette: 9 g

14.   Putenkeulen in Knoblauchsoße

Zutaten:

450 g Putenkeulen

1 große rote Zwiebel, gewürfelt

4 Knoblauchzehen, zerdrückt

115 g Sellerie, gewürfelt

120 ml Rotwein

240 ml Hühnerbrühe

1 EL Olivenöl

½ TL Salz

½ TL schwarzer Pfeffer, gemahlen

Zubereitung:

Putenkeulen waschen und mit einem Küchenpapier trocken tupfen. Jede Keule halbieren und zur Seite legen.

Öl in einem großen Topf bei mittlerer Hitze erwärmen. Keulen zugeben und für ca. 4-5 Minuten auf jeder Seite anbraten. Keulen aus dem Topf nehmen und zur Seite legen.

Zwiebeln, Sellerie und Knoblauch in den selben Topf geben. Für 5 Minuten unter Rühren anbraten oder bis die Zwiebeln glasig sind. Die Keulen in den Topf zurück geben und Brühe und Wein zugeben. Zum Kochen bringen und auf kleinster Stufe weiterkochen. Für 30 Minuten kochen. Während des Kochens bei Bedarf mehr heißes Wasser zugeben. Vom Herd nehmen und warm servieren.

Nährwertangaben pro Portion: Kcal: 263, Proteine: 12,9 g, Kohlenhydrate: 12,1 g, Fette: 13,9 g

15. Spaghetti mit Ei und Karrotten

Zutaten:

450 g Spaghetti

1 große Karotte, geraspelt

1 großes Ei, geschlagen

1 EL Olivenöl

½ TL getrockneter Oregano, gemahlen

½ TL Salz

¼ TL schwarzer Pfeffer, gemahlen

Zubereitung:

Spaghetti nach den Angaben auf der Packung kochen. Gut abtropfen und zur Seite stellen.

Karotten waschen und reiben. Zur Seite stellen.

Eier, Salz, Oregano und Pfeffer verquirlen. Zur Seite stellen.

Nun Öl in einer großen Bratpfanne bei mittlerer Hitze erwärmen. Karotten zugeben und mit Salz und Pfeffer bestreuen. Für 2 Minuten kochen und gelegentlich umrühren. Pasta und die Eiermischung zugeben.

Umrühren und für ca. 3-4 Minuten kochen oder bis die Eier fertig sind.

Vom Herd nehmen und mit dem frischem Salat servieren oder mit geriebenem Parmesan bestreuen.

Guten Appetit!

Nährwertangaben pro Portion: Kcal: 348, Proteine: 11,2 g, Kohlenhydrate: 49,4 g, Fette: 11,6 g

16.   Kohl mit Hühnchen und Kartoffeln

Zutaten:

450 g frischer Kohl, gehackt

450 g Hühnerfilet, in mundgerechte Stücke geschnitten

2 Knoblauchzehen, zerdrückt

2 mittelgroße Kartoffeln, gewürfelt

1 kleine Karotte, gehackt

2 EL Sauerrahm

1 EL Mehl

1 TL Cayennepfeffer

3 EL Olivenöl

1 TL Salz

½ TL schwarzer Pfeffer, gemahlen

Zubereitung:

Filets waschen und mit einem Küchenpapier trocken tupfen. In mundgerechte Stücke schneiden und zur Seite stellen.

Kartoffeln schälen und in kleine Stücke schneiden. In einen Topf mit kochendem Wasser geben und für ca. 10 Minuten kochen, oder bis sie weich sind. Vom Herd nehmen und gut abgießen. Zur Seite stellen.

Kohl gründlich unter kaltem, fließendem Wasser waschen. Abtropfen und in kleine Stücke schneiden. In einen großen Topf geben und genug Wasser hinzugeben bis sie bedeckt sind. Zum Kochen bringen und für ca. 2-3 Minuten kochen. Vom Herd nehmen und gut abgießen.

Öl in einer großen Bratpfanne bei mittlerer Hitze erwärmen. Zwiebeln zugeben und unter Rühren anbraten bis sie glasig sind. Geschnittene Filets zugeben und für 5 Minuten kochen, dabei gelegentlich umrühren. 120 ml Wasser zugeben und dann Kohl und Kartoffeln hinzufügen. Mit Salz und Pfeffer bestreuen und für weitere 5 Minuten kochen. Die Temperatur runter drehen und Cayennepfeffer und Mehl unterrühren. Für weitere 2 Minuten kochen.

Vom Herd nehmen und warm servieren.

Nährwertangaben pro Portion: Kcal: 464, Proteine: 38,7 g, Kohlenhydrate: 32,5 g, Fette: 20,4 g

17.　Forelle in Sauerrahmsoße

Zutaten:

450 g Forellenfilet

1 EL Olivenöl

¼ TL schwarzer Pfeffer, gemahlen

1 große Zitrone, frisch gepresst

115 g Sauerrahm

1 mittelgroße Zwiebel, gewürfelt

1 kleine Zucchini, gewürfelt

1 TL frischer Rosmarin, fein gehackt

Zubereitung:

Filets unter kaltem, fließendem Wasser waschen und mit Küchenpapier trocken tupfen. Zur Seite stellen.

Das restliche Öl in einer großen Bratpfanne erwärmen und Filets zugeben. Mit Salz, Pfeffer und Rosmarin bestreuen. Für ca. 3-4 Minuten auf der Seite anbraten oder bis es goldbraun ist. Vom Herd nehmen und auf einen Teller geben. Die Pfanne aufbewahren.

Zitronensaft und Sauerrahm in die Pfanne geben. Köcheln, bis die Mischung angedickt ist. Aus der Pfanne nehmen und in eine kleine Schüssel geben. Zur Seite stellen.

Zwiebeln und Zucchini in die Pfanne geben. 240 ml Wasser hinzufügen und die Temperatur hochdrehen. Zum Kochen bringen und zudecken. Für ca. 10-12 Minuten kochen oder bis es zart ist. Vom Herd nehmen und mit etwas Salz und Pfeffer für den Geschmack drüber streuen.

Filets mit Gemüse servieren und die Soße drüber geben.

Nährwertangaben pro Portion: Kcal: 438, Proteine: 42,6 g, Kohlenhydrate: 8,6 g, Fette: 25,8 g

18.   Erdbeer-Mango-Smoothie

Zutaten:

200 g frische Erdbeeren, gewürfelt

1 mittelgroße reife Mango, gewürfelt

1 große Banane, gewürfelt

120 ml Magermilch

115 g griechischer Joghurt

2 EL Orangensaft, frisch gepresst

Zubereitung:

Erdbeeren unter kaltem, fließendem Wasser waschen. Abtropfen und in mundgerechte Stücke schneiden. Zur Seite stellen.

Mango schälen und in Stücke schneiden. Zur Seite stellen.

Banane schälen und in dünne Scheiben schneiden. Zur Seite stellen.

Erdbeeren, Mango, Banane, Milch, Joghurt, und Orangensaft in einem Mixer vermengen. Bearbeiten bis es gleichmäßig und cremig ist. In Gläsern anrichten und vor dem Servieren ein paar Eiswürfel zugeben.

Guten Appetit!

Nährwertangaben pro Portion: Kcal: 251, Proteine: 9,8 g, Kohlenhydrate: 52,7 g, Fette: 2,1 g

19.   Grüner Bohnensalat mit Limette

Zutaten:

85 g grüne Bohnen, gekocht

3 Kirschtomaten, halbiert

1 kleine rote Paprika, gewürfelt

1 kleine rote Zwiebel, geschält und geschnitten

60 ml frischer Limettensaft

3 EL Olivenöl

1 TL Honig

½ kleine Schalotte, gewürfelt

1 Knoblauchzehe, zerdrückt

¼ TL Salz

Zubereitung:

Limettensaft und Honig vermengen. Gut mit einer Gabel vermischen. Olivenöl langsam zugeben und dabei ständig umrühren. Gehackte Schalotte, zerdrückte Knoblauchzehen und Salz zugeben. Zur Seite stellen, damit sich das Aroma voll entfalten kann.

In der Zwischenzeit die grünen Bohnen waschen und in einen großen Topf geben. 720 ml Wasser hinzugeben und zum Kochen bringen. Für 15 Minuten kochen und vom Herd nehmen. Gut abtropfen und mit etwas Salz bestreuen. Zur Seite stellen.

Tomaten waschen, in mundgerechte Stücke schneiden und zur Seite stellen.

Paprika waschen und der Länge nach halbieren. Kerne entfernen und in kleine Stücke schneiden. Zur Seite stellen.

Zwiebel schälen und in kleine Stücke schneiden. Zur Seite stellen.

Grüne Bohnen, Tomaten, Paprika und Zwiebeln vermischen. Einmal umrühren und dann mit dem hergestellten Dressing beträufeln. Gut verrühren und sofort servieren.

Nährwertangaben pro Portion: Kcal: 275, Proteine: 3,6 g, Kohlenhydrate: 22,2 g, Fette: 21,6 g

20.   Pute mit Granatapfelsoße

Zutaten:

450 g Putenbrust, ohne Haut und ohne Knochen

2 kleine Granatäpfel, ganz

4 EL Olivenöl

1 TL getrockneter Thymian, gemahlen

1 TL Salz

½ TL schwarzer Pfeffer, frisch gemahlen

Zubereitung:

Fleisch unter kaltem, fließendem Wasser waschen und mit Küchenpapier trocken tupfen. Mit Salz und Pfeffer einreiben und zur Seite stellen.

Granatapfel zwischen die Hände nehmen und fest drücken. Ein kleines Loch in die Mitte der Frucht machen und den Saft in einen Becher pressen. Zur Seite stellen.

Mit einem scharfen Gemüsemesser den Granatapfel oben abschneiden. An jeder weißen Membrane in der Frucht entlang schneiden. Die Kerne in eine Tasse oder eine kleine Schüssel geben und zur Seite stellen.

Öl in einer großen Bratpfanne bei mittlerer Hitze erwärmen. Fleisch zugeben, für ca. 4-5 Minuten auf jeder Seite anbraten und dann die Temperatur runter drehen.

Das Fleisch mit dem frisch gepressten Granatapfelsaft beträufeln und für ca. 1-2 Minuten kochen oder bis es angedickt ist. Mit Thymian bestreuen und vom Herd nehmen. Granatapfelkerne einrühren und mit Kartoffelpüree oder Reis servieren.

Guten Appetit!

Nährwertangaben pro Portion: Kcal: 386, Proteine: 26,6 g, Kohlenhydrate: 24,1 g, Fette: 21,2 g

21.   Gegrilltes Kalbfleisch mit Gemüse

Zutaten:

450 g Kalbssteak, in 2,5 cm große Stücke schneiden

1 mittelgroße rote Paprika, gewürfelt

1 mittelgroße gelbe Paprika, gehackt

1 kleine Zwiebel, geschält und geschnitten

3 EL Olivenöl

½ TL Salz

½ TL schwarzer Pfeffer, gemahlen

Zubereitung:

Paprika waschen und der Länge nach halbieren. Kerne entfernen und in dünne Streifen schneiden. Zur Seite stellen.

Das Steak waschen und mit einem Küchenpapier trocken tupfen. Olivenöl bei mittlerer Hitze erwärmen und das Fleisch für ungefähr 10-15 Minuten anbraten (ca. 5-7 Minuten auf jeder Seite). Vom Herd nehmen und zur Seite stellen.

Vorbereitetes Gemüse in die gleiche Bratpfanne geben und unter Rühren für ca. 13-15 Minuten anbraten. Gelegentlich umrühren. Vom Herd nehmen und mit dem Fleisch servieren.

Sofort servieren.

Nährwertangaben pro Portion: Kcal: 309, Proteine: 35,4 g, Kohlenhydrate: 7,1 g, Fette: 17,1 g

22.   Avocado-Knoblauch-Aioli

Zutaten:

1 mittelgroße Avocado, gewürfelt

3 Knoblauchzehen, geschält

2 große Eier, geschlagen

2 EL Sauerrahm

1 EL Olivenöl

1 EL Zitronensaft, frisch gepresst

½ TL Salz

½ TL schwarzer Pfeffer, gemahlen

Zubereitung:

Avocado schälen und der Länge nach halbieren. Kerne entfernen und in kleine Stücke schneiden. Zur Seite stellen.

Knoblauch schälen und grob hacken.

Avocado, Knoblauch, Eier, Sauerrahm, Olivenöl, Zitronensaft, Salz und Pfeffer in einem Mixer geben. Rühren bis es gut vermengt und cremig ist. In einen

Plastikbehälter geben und vor dem Servieren 20 Minuten kühl stellen.

Aioli mit gekochten Eiern, geröstetem Fleisch oder als Brotaufstrich servieren. Guten Appetit!

Nährwertangaben pro Portion: Kcal: 385, Proteine: 7,3 g, Kohlenhydrate: 13,5 g, Fette: 35,9 g

23. Heidelbeeren-Mousse

Zutaten:

100 g Heidelbeeren

200 g Erdbeeren, gewürfelt

120 ml Mandelmilch

480 ml Kokosmilch

170 g griechischer Joghurt

2 Eiweiß

30 g Mandeln, grob gehackt

1 EL Vanilleextrakt

½ TL Zimt, gemahlen

Zubereitung:

Heidelbeeren in einem Sieb waschen. Abtropfen und zur Seite stellen.

Erdbeeren waschen und in mundgerechte Stücke schneiden. Zur Seite stellen.

Eiweiß, Joghurt und Milch mit einer Gabel schlagen. Es dauert ungefähr 5 Minuten bis ein schönes, cremiges

Mousse entsteht. Dieses Mousse mit Heidelbeeren, Erdbeeren und Wasser in einen Mixer geben und für 20 Sekunden mischen.

Etwas Zimt und Vanilleextrakt für den Geschmack zugeben. Mit etwas grob gehackten Mandeln und ein paar frischen Heidelbeeren garnieren.

Guten Appetit!

Nährwertangaben pro Portion: Kcal: 407, Proteine: 11,6 g, Kohlenhydrate: 19 g, Fette: 33,5 g

24.   Gegrillter Zucchini

Zutaten:

170 g Zucchini, geschnitten

60 ml Zitronensaft, frisch gepresst

1 EL Olivenöl

¼ TL Meersalz

1 TL getrockneter Rosmarin, fein gehackt

¼ TL schwarzer Pfeffer, frisch gemahlen

Zubereitung:

Zitronensaft, Meersalz, Rosmarin und schwarzen Pfeffer verquirlen.

Zucchini waschen und schälen. In 2,5 cm dicke Scheiben schneiden. Jede Scheibe mit der vorbereiteten Mischung bestreichen.

Öl in einer großen Grillpfanne bei mittlerer Hitze erwärmen. Zucchini zugeben und auf beiden Seiten für 4-5 Minuten grillen oder bis sie leicht verschmort sind.

Als Beilage oder als Haupgericht mit etwas Sauerrahm servieren.

Guten Appetit!

Nährwertangaben pro Portion: Kcal: 168, Proteine: 2,7 g, Kohlenhydrate: 8,1 g, Fette: 15 g

25.   Rigatoni mit Basilikumpesto

Zutaten:

450 g Rigatoni

225 g frischer Basilikum, gerupft

3 Knoblauchzehen, zerdrückt

2 EL Pinienkerne

4 EL Olivenöl

4 EL Parmesan, gerieben

1 TL Meersalz

Zubereitung:

Basilikum gründlich unter kaltem, fließendem Wasser waschen.Abtropfen und auf ein großes Geschirrtuch oder ein Küchenpapier geben. Trocken tupfen und grob hacken.

Knoblauch mit einem Mörser mahlen und mit etwas Salz bestreuen. Basilikum langsam zugeben und zerdrücken. Beim Zerdrücken des Basilikums kreisende Bewegungen machen, um das ätherische Aroma herauszubekommen.

Pinienkerne in den Mörser geben, vorsichtig mahlen und zu einem Basilikumpesto vermengen. Alles in eine große Schüssel geben und Käse und Olivenöl zugeben. Rühren bis es gut vermengt ist. Zur Seite stellen.

Pasta nach den Angaben auf der Packung kochen. Gut abtropfen und in eine Servierschüssel geben. Basilikumpesto zugeben und gut verrühren.

Mit frischen Basilikumblättern garnieren und mit etwas Salz für den Geschmack bestreuen.

Nährwertangaben pro Portion: Kcal: 514, Proteine: 17,6 g, Kohlenhydrate: 65,1 g, Fette: 21,4 g

26. Mango-Pfirsich-Smoothie

Zutaten:

1 mittelgroße Mango, gewürfelt

1 großer Pfirsich, entsteint und gehackt

1 große Karotte, geschnitten

1 EL roher Honig

150 ml Wasser

Zubereitung:

Mango waschen und in mundgerechte Stücke schneiden. Zur Seite stellen.

Pfirsiche waschen und halbieren. Kern entfernt und in kleine Stücke scheiden. Zur Seite stellen.

Karotten waschen und schälen. In dünne Scheiben schneiden und zur Seite stellen.

Mango, Pfirsich, Karotten, Honig und Wasser in eine Küchenmaschine geben. Rühren bis es schön sämig ist und in Gläsern anrichten.

Etwas Eis zugeben oder für ca. 15-20 Minuten vor dem Servieren kalt stellen.

Guten Appetit!

Nährwertangaben pro Portion: Kcal: 353, Proteine: 4,9 g, Kohlenhydrate: 88,4 g, Fette: 1,7 g

27. Bananen-Beeren-Haferbrei

Zutaten:

170 g Quinoa

120 ml Mandelmilch

720 ml Wasser

1 kleine Banane, geschält und geschnitten

2 EL Heidelbeeren

1 EL Honig

2 TL Chiasamen, eingeweicht

2 EL Mandeln, grob gehackt

Zubereitung:

Wasser und Mandelmilch in einem mittelgroßen Topf vermengen und bei mittlerer Temperatur erwärmen. Zum Kochen bringen und Quinoa zugeben. Die Temperatur herunterdrehen und für 15-20 Minuten kochen.

In der Zwischenzeit, die Banane mit einer Gabel zudrücken und die Mandeln grob hacken. Zur Seite stellen.

Den gekochten Quinoa in eine Schüssel geben. Zerdrückte Banane, Heidelbeeren, Honig und Chiasamen unterrühren.

Mit geschnittener Banane und gehackten Mandeln garnieren.

Nährwertangaben pro Portion: Kcal: 362, Proteine: 10,8 g, Kohlenhydrate: 45,6 g, Fette: 16,1 g

28. Karotten-Kalbseintopf

Zutaten:

900 g Kalbssteak, in mundgerechte Stücke geschnitten

1 große Karotte, geschnitten

2 mittelgroße Tomaten, gewürfelt

1 EL Tomatenmark

960 ml Rindfleischbrühe

2 EL Olivenöl

1 TL getrockneter Thymian, gemahlen

1 TL Salz

½ TL schwarzer Pfeffer, gemahlen

Zubereitung:

Fleisch gründlich unter kaltem, fließendem Wasser waschen. Mit einem Küchenpapier trocken tupfen und in mundgerechte Stücke scheiden. In eine große Schüssel geben und mit Salz und Pfeffer bestreuen. Mit den Händen vermischen bis alles gut vermengt ist. Zur Seite stellen.

Öl in einer großen Bratpfanne bei mittlerer Hitze erwärmen. Fleisch hinzugeben und für 10 Minuten anbraten bis es goldbraun ist. Gelegentlich umrühren.

Karotten schälen und in dünne Scheiben schneiden. Zum Fleisch in die Bratpfanne geben und gut verrühren.

Brühe zugeben und zum Kochen bringen. Temperatur runter drehen und für weitere 10 Minuten köcheln lassen. Gewürfelte Tomaten und Tomatenmark zugeben. Gut verrühren und für weitere 5 Minuten kochen. Bei Bedarf mit Salz und Pfeffer würzen und vom Herd nehmen.

Mit gekochtem Reis servieren. Dies ist jedoch optional.

Nährwertangaben pro Portion: Kcal: 415, Proteine: 52,4 g, Kohlenhydrate: 4,9 g, Fette: 19,4 g

29.   Lachs mit Honig und Koriander

Zutaten:

450 g Lachsfilet

1 EL Koriandersamen

4 EL roher Honig

120 ml Fischsauce

2 EL Zitronensaft, frisch gepresst

2 EL Olivenöl

½ TL Meersalz

½ TL schwarzer Pfeffer, gemahlen

Zubereitung:

Filets unter kaltem, fließendem Wasser waschen und mit Küchenpapier trocken tupfen. Zur Seite stellen.

Koriandersamen in eine trockene Bratpfanne geben. Für 2-3 Minuten bei mittlerer Temperatur anbraten. Vom Herd nehmen und komplett abkühlen lassen. Mit einem Mörser und Stößel zu einem schönen Pulver zerstoßen. Zur Seite stellen.

1 EL Olivenöl, Honig, Fischsauce und Zitronensaft in eine mittelgroße Schüssel geben. Koriander-pulver zugeben und gut vermengen. Diese Paste auf die Fischfilets streichen.

Restliches Öl in einer großen Bratpfanne bei mittlerer Temperatur erwärmen. Filets zugeben und für 2 Minuten anbraten. Temperatur herunterdrehen und für 1 weitere Minute braten. Filets wenden und für weitere 3 Minuten anbraten.

Lachs mit gedünstetem Gemüse wie Brokkoli, Spargel oder gebackenen Süßkartoffeln servieren. Dies ist optional.

Guten Appetit!

Nährwertangaben pro Portion: Kcal: 385, Proteine: 32 g, Kohlenhydrate: 25,3 g, Fette: 18,8 g

30. Heidelbeere-Buchweizenpancakes

Zutaten:

4 EL Buchweizenmehl

4 große Eier

4 EL Leinsamen, gehackt

240 ml Mandelmilch

¼ TL Salz

230 g griechischer Joghurt

100 g frische Heidelbeeren

1 EL Rapsöl

Zubereitung:

Die Zutaten in einer Schüssel verrühren. Mit einem Elektrorührgerät auf hoher Stufe gut verrühren.

Öl in einer mittelgroßen Bratpfanne bei mittlerer Temperatur erwärmen. Etwas von der Masse in die Pfanne geben und den Pancake für ca. 2-3 Minuten auf jeder Seite anbraten.

Heidelbeeren mit einem Sieb unter kaltem, fließendem Wasser waschen. Abtropfen und zur Seite stellen.

Heidelbeeren und Joghurt in einer mittelgroßen Schüssel vermengen. Gut verrühren und auf den Pancakes verstreichen.

Mit ein paar frischen Heidelbeeren garnieren und sofort servieren!

Nährwertangaben pro Portion: Kcal: 161, Proteine: 16,5 g, Kohlenhydrate: 10 g, Fette: 5 g

31.   Roggen-Karotten-Muffins

Zutaten:

100 g Roggenmehl

1 EL Maisstärke

3 große Karotten, geschnitten

1 mittelgroße rote Zwiebel, gehackt

30 g Kapern, abgetropft

1 EL Sesamsamen

1 EL Leinsamen

1 TL Backpulver

½ TL Currypulver

½ TL Salz

2 TL Olivenöl

Zubereitung:

Den Ofen auf 375°F (190°C) vorheizen.

Roggenmehl, Maisstärke, Backpulver, Curry und Salz in einer großen Schüssel mischen. Verrühren bis es gut vermischt ist und zur Seite stellen.

Zwiebel, Sesamsamen und Leinsamen in eine mittelgroße Bratpfanne geben. Bei mittlerer Temperatur erwärmen und Kapern zugeben. Unter Rühren für ca. 3-4 Minuten anbraten oder bis die Zwiebeln glasig sind. Die Temperatur reduzieren und Karotten unterrühren. Für weitere 2 Minuten anbraten und vom Herd nehmen. Diese Mischung zu den trockenen Zutaten geben und gut verrühren.

Muffinform mit etwas Olivenöl einfetten. Masse in der Form verteilen und in den Ofen geben.

Für ca. 10-15 Minuten backen oder bis sie schön braun sind. Vom Herd nehmen und etwas abkühlen lassen.

Guten Appetit!

Nährwertangaben pro Portion: Kcal: 150, Proteine: 5 g, Kohlenhydrate: 26,2 g, Fette: 4,1 g

32. Gemüse-Mozzarella-Salat

Zutaten:

1 kleine Zucchini, gewürfelt

2 große rote Paprika, gewürfelt

250 g Auberginen, gewürfelt

55 g Mozzarella

30 g frischer Basilikum, fein gehackt

4 EL Olivenöl

1 EL Balsamico-Essig

½ TL Knoblauchpulver

1 TL italienische Gewürze

½ TL Salz

½ TL schwarzer Pfeffer, frisch gemahlen

Zubereitung:

Zucchini waschen und in dünne Scheiben schneiden. Zur Seite stellen.

Paprika waschen und halbieren. Kerne entfernen und in kleine Stücke schneiden. Zur Seite stellen.

Auberginen waschen und in kleine Stücke schneiden. Zur Seite stellen.

1 EL Olivenöl in einer großen Bratpfanne erwärmen. Zucchini, Paprika und Auberginen zugeben. Für 5 Minuten anbraten, gelegentlich umrühren.

In der Zwischenzeit, Basilikum, Knoblauch, Essig, Salz, Pfeffer und das restliche Öl in eine mittlere Schüssel geben. Vermischen bis alles gut vermengt ist. Zur Seite stellen.

Das gekochte Gemüse in eine große Schüssel geben. Mit griebenem Mozzarella garnieren und mit dem hergestellten Dressing beträufeln.

Mit frischen Basilikumblättern garnieren und genießen.

Nährwertangaben pro Portion: Kcal: 333, Proteine: 5,1 g, Kohlenhydrate: 15,2 g, Fette: 30,6 g

33. Hühnchen südländischer Art

Zutaten:

450 g Hühnerbrust, ohne Haut und ohne Knochen

1 TL Worcestershiresauce

1 TL Melasse

2 große Tomaten, gewürfelt

1 EL Tomatenmark

2 Knoblauchzehen, gewürfelt

½ TL schwarzer Pfeffer, frisch gemahlen

½ TL Cayennepfeffer, gemahlen

½ TL Salz

Zubereitung:

Den Ofen auf 350°F (175°C) vorheizen.

Hühnchen unter kaltem, fließendem Wasser waschen und mit Küchenpapier trocken tupfen. In dünne Scheiben schneiden und zur Seite stellen.

Worcestershiresauce, Melasse, Tomaten, Tomatenmark und Cayennepfeffer in einen großen Topf geben. Für 10

Minuten bei mittlerer Temperatur köcheln. Vom Herd nehmen und in eine große Schüssel geben. Hühnchen zugeben und für mindestens 1 Stunde im Kühlschrank marinieren.

Etwas Aluminiumfolie auf ein Backblech legen und Hühnerbrust drauf legen. Soße drüber gießen und gleichmäßig verteilen. Alles mit einem weiteren Stück Aluminiumfolie bedecken und in den Ofen geben.

Für ca. 35-40 Minuten backen oder bis sie schön braun sind. Vom Herd nehmen und auf eine Servierplatte geben. Mit Reis oder gedünstetem Gemüse servieren.

Guten Appetit!

Nährwertangaben pro Portion: Kcal: 326, Proteine: 45,3 g, Kohlenhydrate: 8,8 g, Fette: 11,5 g

34.   Omelet mit Spinat und Ziegenkäse

Zutaten:

4 große Eier, geschlagen

30 g frischer Ziegenkäse, gerieben

1 mittelgroße Zwiebel, geschält und gehackt

225 g frischer Spinat, fein gehackt

2 EL natives Olivenöl extra

½ TL Salz

Zubereitung:

Spinat gründlich unter kaltem, fließendem Wasser waschen. In kleine Stücke schneiden und in einen Topf mit kochendem Wasser geben. Für 2 Minuten kochen und vom Herd nehmen.

Olivenöl in einer großen Bratpfanne bei mittlerer Hitze erwärmen. Zwiebeln hinzufügen und für ca. 3-4 Minuten anbraten oder bis sie glasig sind.

Eier in einer großen Schüssel aufschlagen. Etwas Salz drüber geben und gut mit einer Gabel vermengen. Spinat und Käse unterrühren.

Die Eiermischung gleichmäßig in der Pfanne verteilen. Für ca. 4-5 Minuten kochen oder bis die Eier fertig sind.

Nährwertangaben pro Portion: Kcal: 340, Proteine: 16,7 g, Kohlenhydrate: 6,8, Fette: 28,3 g

35. Gemischter Beerensmoothie

Zutaten:

50 g Heidelbeeren

70 g Brombeeren

120 ml Magermilch

60 ml Zitronensaft, frisch gepresst

1 EL roher Honig

Zubereitung:

Heidelbeeren und Brombeeren in ein großes Sieb geben. Gründlich unter kaltem, fließendem Wasser waschen und etwas abtropfen. In die Küchenmaschine geben und Milch, frischen Zitronensaft und Honig hinzufügen.

Rühren bis es sämig und cremig ist.

In Gläsern anrichten und mit ein paar frischen Beeren und Zitronenscheiben garnieren. Etwas Eis zugeben oder für 10 Minuten vor dem Servieren kalt stellen.

Guten Appetit!

Nährwertangaben pro Portion: Kcal: 196, Proteine: 6,1 g, Kohlenhydrate: 42 g, Fette: 1,1 g

36. Kalbfleisch mit Thunfischaufstrich

Zutaten:

450 g Kalbssteak, in mundgerechte Stücke geschnitten

1 mittelgroße Zwiebel, gewürfelt

1 mittelgroße Selleriestange, gewürfelt

½ TL Salz

225 g Thunfisch, geschnetzelt

1 EL Kapern, abgetropft

1 große Zitrone, frisch gepresst

240 ml Hühnerbrühe

Zubereitung:

Fleisch unter kaltem, fließendem Wasser waschen und mit Küchenpapier trocken tupfen. In mundgerechte Stücke scheiden.

Fleisch in einen großen Topf geben. Wasser hinzugeben bis alle Zutaten bedeckt sind und zum Kochen bringen. Zwiebeln, Sellerie und Salz zugeben. Für ca. 40-45 Minuten kochen und vom Herd nehmen. Fleisch aus dem

Topf nehmen und auf einen Teller geben. Über Nacht kühl stellen.

Thunfisch und Kapern in einer mittelgroßen Schüssel vermengen. Zitronensaft und ca. 2-3 EL der Flüssigkeit aus dem Topf zugeben. Gut verrühren und für ein paar Minuten abkühlen lassen.

Fleisch in sehr dünne Scheiben schneiden und auf eine Servierplatte geben. Thunfischaufstrich drüber geben. Mit Oliven oder frischer Petersilie garnieren und genießen.

Nährwertangaben pro Portion: Kcal: 411, Proteine: 57,9 g, Kohlenhydrate: 6,1 g, Fette: 15,9 g

37. Süßer Apfelwein

Zutaten:

900 g Fuji Äpfel, in Spalten geschnitten

180 ml Honig, roh

¼ TL Zimt, gemahlen

960 ml Wasser

Zubereitung:

Äpfel waschen und der Länge nach halbieren. Kerne entfernen und in kleine Spalten schneiden. Äpfel in einen großen Topf geben. Wasser hinzugeben bis alle bedeckt sind und Honig und Zimt unterrühren.

Zum Kochen bringen und auf kleinster Stufe weiterkochen. Für 3 Stunden kochen oder bis die sie weich und leicht braun sind. Vom Herd nehmen und etwas abkühlen lassen.

In einem kleinen Sieb den Saft in eine Schüssel drücken. Abschmecken und bei Bedarf mehr Honig oder Zimt zugeben. Das ist jedoch optional.

Vor dem Servieren für 30 Minuten kalt stellen. Kann bis zu 2 Tage im Kühlschrank aufbewahrt werden.

Nährwertangaben pro Portion: Kcal: 187, Proteine: 0,4 g, Kohlenhydrate: 50,4 g, Fette: 0,2 g

38.   Aprikosen-Haferbrei mit Kernen

Zutaten:

100 g Haferflocken

240 ml Magermilch

1 mittelgroße Aprikose, gewürfelt

1 EL Chiasamen

1 ELLeinsamen, gehackt

2 EL Honig

1 TL Rohkakao

¼ TL Zimt, gemahlen

Zubereitung:

Haferflocken, Milch, Kakao und Zimt in einen mittleren Topf geben. Gut umrühren und zum Kochen bringen. Vom Herd nehmen und mit einer Gabel auflockern. Für 10 Minuten zum Quellen zur Seite stellen.

In der Zwischenzeit, Aprikosen waschen und der Länge nach halbieren. Kern entfernt und in mundgerechte Stücke scheiden. Zur Seite stellen.

Honig, Aprikosen und Leinsamen in die Haferflocken rühren. Mit Chiasamen und frischen Früchten nach Wahl garnieren.

Kalt servieren.

Nährwertangaben pro Portion: Kcal: 371, Proteine: 13,6 g, Kohlenhydrate: 59,9 g, Fette: 8,8 g

39. Mascarpone-Kaffee-Smoothie

Zutaten:

110 g Mascarpone

120 ml Magermilch

1 TL Vanilleextrakt

1 EL schwarzes Kaffeepulver

1 EL Rohkakao

2 EL Schokoladenstückchen

Zubereitung:

Kaffeepulver in einem kleinen Topf mit 4 EL Wasser vermischen. Zum Kochen bringen und zur Seite stellen.

Käse, Milch und Vanilleextrakt in einen Mixer geben. Gut mixen und in eine kleine Schüssel geben. Den Mixer säubern und Kaffee, Kakao und Schokoladenstückchen reingeben. Vermengen bis es gleichmäßig und cremig ist.

Nun das Glas mit der schwarzen Masse füllen und dann die weiße Käsemischung draufgeben.

Es kann auch verrührt und mit etwas Kakao bestreut werden. Vor dem Servieren für 30 Minuten kalt stellen.

Guten Appetit!

Nährwertangaben pro Portion: Kcal: 397, Proteine: 20,6 g, Kohlenhydrate: 25,7 g, Fette: 23 g

40.   Ananas-Hühnchen in süß-sauer Soße

Zutaten:

900 kg Hühnerfilets

1 EL Kokosöl

1 TL Sesamsamen

2 TL Leinsamen

2 EL Honig

2 EL Remoulade

1 große rote Paprika, gewürfelt

1 mittelgroße Zwiebel, gewürfelt

115 g Ananasstücke

30 g Feta

½ TL Currypulver

½ TL Ingwer, gemahlen

¼ TL Chili, gemahlen

Zubereitung:

Filets unter kaltem, fließendem Wasser waschen und mit

Küchenpapier trocken tupfen. In mundgerechte Stücke schneiden und in eine große Schüssel geben. Honig und Remoulade zugeben. Gut verrühren und die Schüssel mit Frischhaltefolie verschließen. Für ca. 30 Minuten kühl stellen.

Paprika waschen und der Länge nach halbieren. Kerne entfernen und in mundgerechte Stücke scheiden. Zwiebel schälen und klein würfeln.

Kokosöl in einer großen Bratpfanne bei mittlerer Hitze erwärmen. Zwiebeln, Paprika und Sesamsamen zugeben. Für ca. 3-4 Minuten anbraten und dann Fleisch mit der Soße zugeben. Mit Leinsamen bestreuen und für ca. 8-10 Minuten köcheln lassen oder bis es goldbraun ist.

Jetzt 480 ml Wasser und Ananasstücke zugeben. Mit Curry und Ingwer bestreuen. Temperatur runter drehen und für 10 Minuten köcheln lassen oder bis die Flüssigkeit andickt.

Vom Herd nehmen und sofort servieren. Mit Fetakäse und Chili garnieren.

Nährwertangaben pro Portion: Kcal: 571, Proteine: 67,8 g, Kohlenhydrate: 18,1 g, Fette: 24,4 g

41.   Kalamari-Gemüse-Salat

Zutaten:

450 g Tintenfisch, in Ringe geschnitten

1 TL Koriander, fein gehackt

½ TL Chili, gemahlen

½ TL Meersalz

1 EL Balsamico-Essig

1 Limette, frisch gepresst

75 g Römersalat, gehackt

1 mittelgroßer Rettich, gewürfelt

50 g Frühlingszwiebeln, gewürfelt

40 g Rucola, gehackt

2 kleine Tomaten, gehackt

1 EL Olivenöl

Zubereitung:

Tintenfisch waschen und mit einem Küchenpapier trocken tupfen. In Scheiben schneiden und zur Seite stellen.

Öl in einer großen Bratpfanne bei mittlerer Hitze erwärmen. Balsamico-Essig, Koriander, Limetten-saft und Chili zugeben. Tintenfischringe zugeben und für ca. 4-5 Minuten kochen. 120 ml Wasser geben und für 15 Minuten köcheln lassen. Die Temperatur herunterdrehen und kochen bis es schön angedickt ist. Vom Herd nehmen und zur Seite stellen.

Gemüse waschen und vorbereiten.

Salat und Rucola gründlich unter kaltem, fließendem Wasser waschen. Grob schneiden und in eine große Schüssel geben.

Frühlingszwiebeln waschen und in mundgerechte Stücke scheiden. In die Schüssel geben.

Rettiche waschen und die grünen Blätter entfernen. In mundgerechte Stücke schneiden und in die Schüssel geben.

Tomaten waschen und in kleine Stücke schneiden. Den Saft beim Schneiden auffangen. In die Schüssel geben.

Nun Tintenfischringe zugeben und gut verrühren. Mit etwas Salz, Pfeffer und Olivenöl würzen.

Sofort servieren.

Nährwertangaben pro Portion: Kcal: 311, Proteine: 37,1 g, Kohlenhydrate: 17,2 g, Fette: 10,5 g

42.   Blumenkohl in Dillsoße

Zutaten:

215 g Blumenkohl, gehackt

1 großes Ei

115 g griechischer Joghurt

2 EL Speisestärke

1 TL getrockneter Petersilie, gemahlen

¼ TL schwarzer Pfeffer, gemahlen

Für die Soße:

1 TL Butter

1 EL Mehl

60 ml Magermilch

3 EL frischer Dill, fein gehackt

1 TL Rotweinessig

1 TL Salz

Zubereitung:

Blumenkohl unter kaltem, fließendem Wasser waschen. In

kleine Röschen oder in mundgerechte Stücke geschnitten Zur Seite stellen.

Blumenkohl in einen großen Topf geben. Wasser hinzugeben bis alle Zutaten bedeckt sind und zum Kochen bringen. Für 5 Minuten kochen und vom Herd nehmen. Gut abtropfen und mit kaltem Wasser abwaschen. Abtropfen und zur Seite stellen.

Speisestärke, Ei, Joghurt, Salz, Pfeffer und Petersilie in einer mittelgroßen Schüssel vermischen. Gut verrühren bis ein schöner Teig entsteht. Zur Seite stellen.

Ein Backblech mit etwas Öl einfetten. Die Speisestärkemischung drüber gießen und gleich-mäßig auf dem Backblech verteilen. Den gekochten Blumenkohl verteilen und mit frischer Petersilie und Parmesan für den extra Geschmack bestreuen. Dies ist optional.

Im Ofen für 20 Minuten backen oder bis es schön knusprig ist.

In der Zwischenzeit, Butter in einer mittleren Bratpfanne bei mittlerer Hitze schmelzen. Mehl hinzugeben und für 1 Minuten unter Rühren anbraten. Essig, Milch und Dill zugeben. Gut verrühren und die Temperatur herunterdrehen. Für 2 Minuten kochen und vom Herd nehmen.

Nach dem Backen das Backblech aus dem Ofen nehmen und die Soße gleichmäßig drauf verteilen.

Für 10 Minuten zum Einweichen zur Seite stellen und dann servieren.

Nährwertangaben pro Portion: Kcal: 180, Proteine: 13,1 g, Kohlenhydrate: 20,4 g, Fette: 6 g

43.   Eier mit grüner Paprika

Zutaten:

1 große grüne Paprika, in Ringe geschnitten

4 große Eier, ganz

1 EL Olivenöl

1 EL Chiasamen

¼ TL schwarzer Pfeffer, gemahlen

½ TL Salz

Zubereitung:

Paprika waschen und den oberen Teil abschneiden. Kerne entfernen und in dicke Ringe schneiden. Zur Seite stellen.

Öl in einer großen Bratpfanne bei mittlerer Hitze erwärmen. Die geschnittene Paprika zugeben und in jeden Ring ein Ei schlagen. Mit Salz und Pfeffer bestreuen und für ca. 3-4 Minuten anbraten oder bis die Eier fertig sind. Mit Chiasamen für die extra Nährstoffe bestreuen und vom Herd nehmen.

Die Paprika-Eier mit einem großen Pfannenwender auf einen Servierteller geben.

Guten Appetit!

Nährwertangaben pro Portion: Kcal: 301, Proteine: 16,4 g, Kohlenhydrate: 10,7 g, Fette: 21,9 g

44.   Lachs mit Basilikumcreme und Gorgonzola

Zutaten:

450 g Lachsfilet

250 g Spargel, gewürfelt

200 ml Olivenöl

30 g frischer Basilikum, fein gehackt

100 g Gorgonzola, gerieben

60 g griechischer Joghurt

115 g Sauerrahm

1 EL Schalotten, fein gehackt

1 EL gelber Senf

30 g Walnüsse, grob gehackt

½ TL schwarzer Pfeffer, frisch gemahlen

Zubereitung:

Den Ofen auf 450°F (230°C) vorheizen.

Backpapier auf ein großes Backblech legen und zur Seite stellen.

Filets unter kaltem, fließendem Wasser waschen und mit Küchenpapier trocken tupfen. Zur Seite stellen.

Walnüsse, Basilikum, Olivenöl und Pfeffer in eine Küchenmaschine geben. Alles gut pürieren. In eine große Schüssel geben und Lachsfilets zugeben. Vor dem Verarbeiten für 30 Minuten einweichen lassen.

Spargel waschen und in einen Topf mit kochendem Wasser geben. Für 2 Minuten kochen und vom Herd nehmen. Gut abtropfen und sofort unter kaltem Wasser abwaschen. Zur Seite stellen.

Käse, Sauerrahm und Schalotten in eine große Schüssel geben. Vermischen bis alles gut vermengt ist. Zur Seite stellen.

Die Lachsfilet auf einem großen Backblech verteilen. Jedes Filet mit Senf bestreichen. Nun die Basilikumcreme draufgeben und in den Ofen geben. Für ca. 8-10 Minuten backen.

Vom Herd nehmen und auf eine Servierplatte geben. Spargel zugeben und mit der Käsesoße servieren.

Nährwertangaben pro Portion: Kcal: 447, Proteine: 32,4 g, Kohlenhydrate: 7,2 g, Fette: 34,2 g

45. Fussili mit Brokkoli

Zutaten:

450 g Fusilli, vorgekocht

450 g frischer Brokkoli, gehackt

2 EL Olivenöl

1 mittelgroße Zucchini, gehackt

2 Knoblauchzehen, gewürfelt

480 ml Wasser

115 g Sauerrahm

½ TL Salz

¼ TL schwarzer Pfeffer, gemahlen

Zubereitung:

Pasta nach Packungsanleitung kochen. Wenn das Wasser kocht, 1 Prise Salz zugeben. Vom Herd nehmen und gut abgießen. Zur Seite stellen.

Brokkoli unter kaltem, fließendem Wasser waschen und gut abtropfen. In mundgerechte Stücke scheiden und in einen großen Topf geben. Wasser hinzugeben bis alle Zutaten bedeckt sind und zum Kochen bringen. Für ca. 2-3

Minuten kochen und vom Herd nehmen. Gut abtropfen und zur Seite stellen.

Öl in einer großen Bratpfanne bei mittlerer Hitze erwärmen. Knoblauch hinzugeben und für 2 Minuten unter Rühren anbraten. Dann den gewürfelt Zucchini zugeben. Wasser hinzugeben und zum Kochen bringen. Sauerrahm unterrühren und für ca. 5-7 Minuten kochen. Nun Pasta und Brokkoli zugeben. Vermischen bis alles gut vermengt ist.

Italienisches Gewürz, Salz und Pfeffer für den Geschmack drüber streuen.

Sofort servieren.

Nährwertangaben pro Portion: Kcal: 571, Proteine: 19,5 g, Kohlenhydrate: 95 g, Fette: 14,8 g

46.   Rettich-Rucola-Salat

Zutaten:

1 großer Römersalat, grob gehackt

2 mittelgroßer Rettiche, gewürfelt

20 g Rucola, gehackt

1 EL Walnüsse, grob gehackt

240 ml Sahne

55 g Ziegenkäse

1 EL roher Honig

1 EL Balsamico-Essig

½ TL Salz

½ TL schwarzer Pfeffer, gemahlen

Zubereitung:

Salat gründlich unter kaltem, fließendem Wasser waschen. Grob in kleine Stücke schneiden und in eine große Schüssel geben. Zur Seite stellen.

Rettiche waschen und die grünen Blätter entfernen. Stücke schneiden und in die Schüssel geben.

Rucola waschen und in kleine Stücke schneiden. In die Schüssel geben.

Sahne, Käse und Honig in einen mittelgroßen Topf geben. Bei mittlerer Temperatur erwärmen. Balsamico-Essig, Salz und Pfeffer unterrühren. Vom Herd nehmen und abkühlen lassen.

Nun die Soße über den Salat geben und alles gut verrühren. Vor dem Servieren für 10 Minuten kalt stellen.

Nährwertangaben pro Portion: Kcal: 207, Proteine: 6,5 g, Kohlenhydrate: 17,1 g, Fette: 13,6 g

47. Kabeljau-Aufstrich

Zutaten:

900 g Kabeljaufilets

3 Knoblauchzehen, fein gehackt

1 kleine Zwiebel, fein gewürfelt

3 EL Olivenöl

1 TL Rosmarin, fein gehackt

110 g Frischkäse

1 TL getrockneter Basilikum, gemahlen

1 TL Salz

¼ TL schwarzer Pfeffer, gemahlen

Zubereitung:

Filets gründlich unter kaltem, fließendem Wasser waschen. In mundgerechte Stücke geschnitten und Haut entfernen. Zur Seite stellen.

1 EL Öl in einer großen Bratpfanne bei mittlerer Hitze erwärmen. Zwiebeln zugeben und unter Rühren für ca. 3-4 Minuten anbraten. Knoblauch zugeben und für 1 Minuten anbraten. Nun, den Fisch zugeben und etwas

Salz drüber streuen. Für 5 Minuten anbraten oder bis es goldbraun ist. Vom Herd nehmen und zum Abkühlen zur Seite stellen.

Jetzt den Fisch mit der ganzen Flüssigkeit in die Küchenmaschine geben. Rosmarin, Frischkäse, Basilikum, Salz, Pfeffer und 1 EL Öl zugeben. 2 Minuten verrühren und dann das restliche Öl zugeben. Erneut vermischen bis alles gut vermengt ist.

Mit frischem Karotten oder Brotscheiben servieren.

Guten Appetit!

Nährwertangaben pro Portion: Kcal: 349, Proteine: 19,5 g, Kohlenhydrate: 36,1 g, Fette: 14,7 g

48. Gebackene Pute mit Zitrusfrüchten

Zutaten:

450 g Putenfilet, in mundgerechte Stücke geschnitten

2 große Zitronen, geschnitten

2 große Orangen, geschnitten

1 mittelgroße Zwiebel, geschnitten

4 Knoblauchzehen, fein gehackt

3 EL Olivenöl

½ TL Salz

¼ TL schwarzer Pfeffer, gemahlen

1 TL italienische Gewürze

½ TL getrockneter Thymian, gemahlen

½ TL Cayennepfeffer, gemahlen

1 EL frische Petersilie, fein gehackt

Zubereitung:

Den Ofen auf 400°F (200°C) vorheizen.

Fleisch unter kaltem, fließendem Wasser waschen und mit Küchenpapier trocken tupfen. In mundgerechte Stücke schneiden und zur Seite stellen.

1 Zitrone und 1 Orange waschen und in dünne Scheiben schneiden ohne sie zu schälen. Zur Seite stellen.

Die restlichen Zitrone schälen und entsaften. Zur Seite stellen.

Zitronensaft, Orangensaft, Öl, Salz, Pfeffer und Knoblauch in eine mittelgroße Schüssel geben. Verrühren bis es gut vermischt ist und über die Pute geben. Für ca. 15-20 Minuten zum Marinieren zur Seite stellen.

Italienisches Gewürz, Thymian und Cayennepfeffer in eine kleine Schüssel geben. Zur Seite stellen.

Fleisch auf ein großes Backblech geben und die Zitronen- und Orangenscheiben dazwischenlegen. Die restliche Marinade und Gewürzmischung drüber geben. Alles mit etwas Salz und Pfeffer bestreuen und in den Ofen geben.

Für ca. 1 Stunden kochen oder bis es goldbraun ist. Vom Herd nehmen und auf eine Servierplatte geben.

Mit gekochtem Gemüse oder frischen Salat servieren.

Nährwertangaben pro Portion: Kcal: 269, Proteine: 25,3 g, Kohlenhydrate: 17,6 g, Fette: 11,7 g

49. Auberginen-Tomatensuppe

Zutaten:

2 mittelgroße Auberginen, geschält und gewürfelt

2 große Tomaten, geschält und gewürfelt

1 mittelgroße rote Zwiebel, fein gehackt

2 EL Olivenöl

1 TL Salz

½ TL schwarzer Pfeffer, gemahlen

115 g Sauerrahm

½ TL getrockneter Oregano, gemahlen

Zubereitung:

Auberginen schälen und in kleine Stücke schneiden. Zur Seite stellen.

Öl in einer großen Bratpfanne bei mittlerer Hitze erwärmen. Zwiebeln zugeben und für 3 Minuten unter Rühren anbraten. Dann die Auberginen zugeben. Gut verrühren und für 5 Minuten kochen. Gewürfelte Tomaten zugeben und gut verrühren. 240 ml Wasser hinzugeben und zum Kochen bringen, gelegentlich umrühren.

Vom Herd nehmen und zum Abkühlen zur Seite stellen. In die Küchenmaschine geben und pürieren bis es cremig ist. In den Topf zurück geben und ca. 720 ml Wasser hinzufügen. Zum Kochen bringen und dann Sauerrahm und Oregano vorsichtig einrühren. Kochen bis sie komplett heiß ist und vom Herd nehmen.

Warm servieren.

Nährwertangaben pro Portion: Kcal: 277, Proteine: 5,7 g, Kohlenhydrate: 28,1 g, Fette: 18,2 g

50.   Bohnen mit Sahnesoße

Zutaten:

450 g Kidneybohnen, eingeweicht und vorgekocht

1 mittelgroße Zwiebel, fein gehackt

1 TL Cayennepfeffer

3 EL Sauerrahm

55 g frischer Sellerie, fein gehackt

2 EL Olivenöl

1 TL Salz

½ TL schwarzer Pfeffer, gemahlen

Zubereitung:

Die Bohnen über Nacht einweichen. Unter fließendem Wasser gut abwaschen und in einen dickbodigen Topf geben. 1,2 l Wasser hinzugeben und zum Kochen bringen. Für 20 Minuten kochen oder bis es weich ist. Vom Herd nehmen und abgießen. Zur Seite stellen.

Öl in einem dickbodigen Topf bei mittlerer Temperatur erwärmen. Zwiebeln zugeben und unter Rühren anbraten bis sie glasig sind. Bohnen und 2 EL Wasser hinzufügen.

Gut verrühren und für 5 Minuten kochen. Sauerrahm, Cayennepfeffer und Sellerie zugeben. Für weitere 3 Minuten kochen.

Wasser zugeben um die Dicke anzupassen und für weitere 2 Minuten kochen oder bis die Mischung schön sämig ist.

Warm servieren.

Nährwertangaben pro Portion: Kcal: 476, Proteine: 26,3 g, Kohlenhydrate: 73,1 g, Fette: 10,2 g

51. Hähnchenschenkel mit Koriander und Limette

Zutaten:

450 g Hähnchenschenkel

2 große Limetten, frisch gepresst

1 TL Limettenschale, frisch geraspelt

5 Knoblauchzehen, fein gehackt

120 ml Weißwein, trocken

240 ml Hühnerbrühe

1 EL Koriander, fein gehackt

180 g Couscous

50 ml Olivenöl

1 TL Salz

¼ TL schwarzer Pfeffer, gemahlen

Zubereitung:

Den Ofen auf 375°F (190°C) vorheizen.

Hähnchenschenkel unter kaltem, fließendem Wasser waschen. Mit einem Küchenpapier trocken tupfen und zur Seite stellen. Schenkel mit Salz, Cayennepfeffer und

Pfeffer einreiben. Zur Seite stellen, damit das Aroma ins Fleisch ziehen kann.

1 EL Öl in einem großen Bratpfanne mit Antihaft-Beschichtung bei mittlerer Hitze erwärmen. Hühnchen zugeben und für 5 Minuten auf jeder Seite anbraten oder bis es goldbraun ist. Hühnchen aus der Pfanne nehmen und Wein zugeben. Die Temperatur reduzieren und für 3 Minuten kochen oder bis die Mischung andickt. Hühnerbrühe zugeben und zum Kochen bringen. Knoblauch, Limettensaft und Limettenschale zugeben. Die Schenkel zurück in die Pfanne geben und mit Koriander bestreuen. Für 5 Minuten kochen und bei Bedarf ein paar Limettenscheiben zugeben. Dies ist jedoch optional.

Alles auf ein großes Backblech legen und in den Ofen geben. Für ca. 35-40 Minuten backen.

In der Zwischenzeit, das restliche Öl, Salz und 600 ml Wasser vermischen. Zum Kochen bringen und Couscous zugeben. Gut verrühren und die Temperatur herunterdrehen. Für 1 Minute kochen und dann vom Herd nehmen. Mit einer Gabel auflockern und zudecken. Zur Seite stellen.

Hähnchenschenkel mit Couscous auf einer Servierplatte anrichten. Mit etwas extra Limettensaft beträufeln und sofort servieren.

Guten Appetit!

Nährwertangaben pro Portion: Kcal: 429, Proteine: 32,1 g, Kohlenhydrate: 31,6 g, Fette: 17,4 g

52.   Limabohnen und Spinat

Zutaten:

170 g Limabohnen, über Nacht eingeweicht

225 g Spinat

45 g Fenchel, gehackt

1 mittelgroße Zwiebel, gewürfelt

60 ml Hühnerbrühe

1 EL Balsamico-Essig

1 EL Olivenöl

1 EL Schnittlauch, fein gehackt

½ TL schwarzer Pfeffer, gemahlen

½ TL Salz

Zubereitung:

Die Limabohnen über Nacht einweichen. Abtropfen und in einen großen Topf geben. 720 ml Wasser hinzugeben und zum Kochen bringen. Für 10 Minuten kochen und vom Herd nehmen. Gut abtropfen und zur Seite stellen.

Öl in einer mittelgroßen Bratpfanne bei mittlerer Hitze erwärmen. Zwiebeln und Fenchel zugeben. Für 3 Minuten köcheln oder bis die Zwiebeln glasig sind.

Limabohnen und Hühnerbrühe zugeben. Gut verrühren, für 2 Minuten kochen und dann Spinat zugeben. Zudecken und die Temperatur runter drehen. Für weitere 5 Minuten kochen oder bis der Spinat welk ist.

Balsamico-Essig einrühren und mit Salz und Pfeffer bestreuen. Vom Herd nehmen und auf eine Servierplatte geben. Mit Schnittlauch bestreuen und genießen!

Nährwertangaben pro Portion: Kcal: 189, Proteine: 7,4 g, Kohlenhydrate: 23,6 g, Fette: 8 g

53.   Salbeisuppe

Zutaten:

50 g frischer Salbei, grob gehackt

1 mittelgroße Zwiebel, fein gehackt

1 EL Mehl

240 ml Knochenbrühe

1 TL Cayennepfeffer, gemahlen

½ TL Knoblauchpulver

2 EL Olivenöl

115 g Sauerrahm

Zubereitung:

Salbei gründlich unter kaltem, fließendem Wasser waschen. Gut abtropfen und in einen großen Topf geben. Wasser hinzugeben bis es bedeckt ist und zum Kochen bringen. Für 1 Minute kochen und vom Herd nehmen. Gut abgießen und in die Küchenmaschine geben. Vermengen bis es fein gehackt ist und zur Seite stellen.

Öl in einer großen Bratpfanne bei mittlerer Hitze erwärmen. Zwiebeln zugeben und für 3 Minuten unter

Rühren anbraten oder bis sie glasig sind. Mehl, Knoblauch und 120 ml Wasser zugeben. Temperatur runter drehen und für weitere 2 Minuten köcheln lassen. Brühe und 240 ml Wasser zugeben. Zum Kochen bringen und dann Salbei zugeben. Für 15 Minuten kochen und vom Herd nehmen.

Den Sauerrahm unterrühren und sofort servieren.

Nährwertangaben pro Portion: Kcal: 203, Proteine: 4,7 g, Kohlenhydrate: 16,8 g, Fette: 15,5 g

54.   Zucchini-Rosen in Sahne

Zutaten:

1 große Zucchini, in dünne Scheiben geschnitten

230 g Sauerrahm

110 g Frischkäse

50 g frischer Petersilie, fein gehackt

50 g Frühlingszwiebeln, gewürfelt

1 TL Salz

1 EL frischer Dill, fein gehackt

½ TL schwarzer Pfeffer, gemahlen

1 EL Olivenöl

Zubereitung:

Zucchini waschen und in dünne Scheiben schneiden. Zur Seite stellen.

Käse, Sauerrahm, Petersilie, Dill, Frühlings-zwiebeln, Pfeffer und Salz in eine große Schüssel geben. Vermischen bis alles gut vermengt ist. Zur Seite stellen.

Öl in einer großen Bratpfanne bei mittlerer Hitze erwärmen. Zucchini zugeben und mit etwas Salz bestreuen. Für 2 Minuten auf jeder Seite anbraten und vom Herd nehmen.

Nun die Zucchinischeiben zu Rosen rollen und in die Sahnesoße legen. Mit Petersilienblättern garnieren und vor dem Servieren für 20 Minuten kalt stellen.

Guten Appetit!

Nährwertangaben pro Portion: Kcal: 372, Proteine: 7,8 g, Kohlenhydrate: 11,2 g, Fette: 34,7 g

55.　Omelett mit grüner Paprika

Zutaten:

4 große rote Paprika, gewürfelt

55 g Fetakäse, zerbröckelt

3 Knoblauchzehen, zerdrückt

1 EL frische Petersilie, fein gehackt

2 EL Olivenöl

3 große Eier

115 g griechischer Joghurt

2 EL Mehl

½ TL Backpulver

¼ TL schwarzer Pfeffer, gemahlen

¼ TL Salz

Zubereitung:

Den Ofen auf 375°F (190°C) vorheizen.

Paprika waschen und der Länge nach halbieren. Kerne entfernen und in kleine Stücke schneiden. Zur Seite stellen.

1 EL Olivenöl in einer großen Bratpfanne bei mittlerer Hitze erwärmen. Knoblauch hinzugeben und für 1 Minuten unter Rühren anbraten. Dann die Paprika zugeben. Für 3 Minuten weiterkochen und gelegentlich umrühren. Vom Herd nehmen und zur Seite stellen.

Eier, Joghurt, Mehl und Backpulver in eine große Schüssel geben. Verrühren bis es gut vermischt ist und zur Seite stellen.

Kleine Auflaufform mit dem restlichen Öl einfetten. Paprikamischung zugeben und die Eiermischung drüber gießen.

In den Ofen schieben und für 10 Minuten backen oder bis die Oberfläche andickt. Aus dem Ofen nehmen und vor dem Servieren zum Abkühlen zur Seite stellen.

Nährwertangaben pro Portion: Kcal: 318, Proteine: 15,6 g, Kohlenhydrate: 20,3 g, Fette: 20,8 g

56.   Estragon-Kalbsbraten

Zutaten:

900 g Kalbsschulter, gebunden

2 EL Olivenöl

2 Knoblauchzehen, gewürfelt

2 große Zwiebeln, fein gehackt

2 EL frische Petersilie, fein gehackt

1 TL getrockneter Thymian, gemahlen

¼ TL Kreuzkümmel, gemahlen

1 TL getrockneter Estragon

1 TL Meersalz

½ TL schwarzer Pfeffer, frisch gemahlen

Zubereitung:

Den Ofen auf 325°F (160°C) vorheizen.

Fleisch unter kaltem, fließendem Wasser waschen und mit Küchenpapier trocken tupfen. Zur Seite stellen.

Salz, Pfeffer und Kreuzkümmel in einer mittelgroßen Schüssel vermischen. Gut rühren und in das Fleisch reiben. Zur Seite stellen.

1 EL Olivenöl in einem großen Bratpfanne bei mittlerer Hitze erwärmen. Zwiebeln und Knoblauch zugeben und für ca. 3-4 Minuten anbraten oder bis sie glasig sind. Estragon zugeben und Temperatur runter drehen. Für 10 Minuten kochen und vom Herd nehmen.

Das restliche Öl in einer große, ofenfesten Pfanne bei mittlerer Temperatur erwärmen. Fleisch zugeben und für ca. 10 Minuten kochen oder bis es auf allen Seiten braun ist. Nun die Estragon-Mischung zugeben und mit Petersilie und Thymian bestreuen.

Zudecken und in den Ofen geben. Für ca. 25-30 Minuten kochen oder bis es zart ist.

Aus dem Ofen nehmen und das Fett von den Säften abschöpfen. Fleisch in 1,2 cm dicke Scheiben schneiden und mit dem Fleischsaft beträufeln.

Sofort servieren.

Nährwertangaben pro Portion: Kcal: 551, Proteine: 82,1 g, Kohlenhydrate: 8,1 g, Fette: 19,3 g

57.   Ananas-Bananen-Smoothie

Zutaten:

225 g Ananas, aus der Dose

1 große Banane, gewürfelt

230 g griechischer Joghurt

1 TL Vanilleextrakt

2 EL Zitronensaft, frisch gepresst

Zubereitung:

Banane schälen und in Stücke schneiden. In die Küchenmaschine oder einen Mixer geben. Ananas, Joghurt, Vanilleextrakt und frisch gepressten Zitronensaft zugeben.

Rühren bis es schön sämig ist und in Gläsern anrichten. Etwas Eis zugeben oder für 15 Minuten vor dem Servieren kalt stellen.

Mit frischen Früchten nach Wahl garnieren, nach Bedarf. Zum Beispiel sind Kirschen eine gute Wahl, wenn Sie Kirschen mögen. Dies ist jedoch optional.

Guten Appetit!

Nährwertangaben pro Portion: Kcal: 186, Proteine: 11,3 g, Kohlenhydrate: 30,9 g, Fette: 2,4 g

58.   Spinat-Tomatensalat mit Knoblauch-Vinaigrette

Zutaten:

2 große Tomaten, gewürfelt

225 g frischer Spinat, grob gehackt

1 große rote Paprika, gewürfelt

1 kleine rote Zwiebel, geschnitten

4 Knoblauchzehen, fein gehackt

1 EL Rotweinessig

2 EL Olivenöl

½ TL Salz

½ TL schwarzer Pfeffer, gemahlen

Zubereitung:

Tomaten waschen und in mundgerechte Stücke schneiden. In einen große Schüssel geben und zur Seite stellen. Den Saft beim Schneiden der Tomaten auffangen.

Spinat gründlich unter kaltem, fließendem Wasser waschen und grob hacken. In die Schüssel geben und zur Seite stellen.

Paprika waschen und der Länge nach halbieren. Kerne entfernen und in kleine Stücke schneiden. Zur Seite stellen.

Zwiebeln schälen und in dünne Scheiben schneiden. In eine kleine Schüssel geben und zur Reduzierung der Bitterkeit für 3 Minuten in Salzwasser ziehen lassen. Nach dem Einweichen, etwas abtropfen und in die Schüssel geben.

Knoblauch und 4 EL Wasser in einem kleinen Topf geben. Zum Kochen bringen und auf kleinster Stufe weiterkochen. Für 5 Minuten köcheln bis nur noch 2 EL Flüssigkeit übrig sind. Vom Herd nehmen und den Knoblauch abgießen. In eine kleine Schüssel geben und Essig, Olivenöl, Salz und Pfeffer einrühren. Vermengen und für 15 Minuten zur Seite stellen, damit sich die Aromen vermischen können.

Nun das Knoblauchdressing in die Salatschüssel rühren. Gut verrühren und sofort servieren.

Nährwertangaben pro Portion: Kcal: 201, Proteine: 3,5 g, Kohlenhydrate: 17,8 g, Fette: 14,7 g

59. Kalbfleisch mit grünen Bohnen

Zutaten:

450 g fettarmes Kalbfleisch, in mundgerechte Stücke geschnitten

450 g grüne Bohnen, in 2,5 cm große Stücke geschnitten

3 EL Olivenöl

1 mittelgroße Zwiebel, fein gehackt

2 Knoblauchzehen, fein gehackt

240 ml Knochenbrühe

½ TL getrockneter Thymian, gemahlen

½ TL Salz

¼ TL schwarzer Pfeffer, gemahlen

Zubereitung:

Fleisch unter kaltem, fließendem Wasser waschen und mit Küchenpapier trocken tupfen. In mundgerechte Stücke schneiden und zur Seite stellen.

Bohnen in einem großen Sieb waschen und abtropfen. In 2,5 cm große Stücke schneiden und in einen großen Topf geben. 720 ml Wasser hinzugeben und zum Kochen bringen. Für 10 Minuten kochen und vom Herd nehmen. Gut abtropfen und zur Seite stellen.

Öl in einer großen Topf bei mittlerer Temperatur erwärmen. Zwiebeln hinzufügen und für ca. 3-4 Minuten anbraten oder bis sie glasig sind. Knoblauch und Fleischstücke zugeben. Mit Salz, Pfeffer und Thymian bestreuen. Für 7-10 Minuten kochen oder bis das Fleisch braun ist. Gelegentlich umrühren.

Brühe zugeben und Bohnen unterrühren. Die Temperatur herunterdrehen und für 5-7 Minuten kochen, ständig umrühren. Vom Herd nehmen und auf eine Servierplatte geben.

Mit etwas frischer Petersilie bestreuen. Dies ist optional.

Nährwertangaben pro Portion: Kcal: 355, Proteine: 35,1 g, Kohlenhydrate: 11,3 g, Fette: 19,2 g

60. Gegrillte, marinierte Makrele

Zutaten:

450 g Makrelenfilets

190 g brauner Reis

200 ml Olivenöl

½ TL getrocknete Majoran, gemahlen

½ TL frischer Rosmarin, fein gehackt

2 Knoblauchzehen, zerdrückt

¼ TL geräuchertes Paprikapulver

2 EL Zitronensaft, frisch gepresst

½ TL Kurkuma, gemahlen

½ TL Meersalz

½ TL schwarzer Pfeffer, frisch gemahlen

Zubereitung:

Filets gut waschen und mit einem Küchenpapier trocken tupfen. Zur Seite stellen.

Reis in einen großen Topf geben. 480 ml Wasser zugeben und zum Kochen bringen. Die Temperatur runter drehen und Kurkuma zugeben. Für 15 Minuten kochen oder bis das Wasser fast verdunstet ist. Vom Herd nehmen und mit einer Gabel auflockern. Zur Seite stellen.

Öl, Majoran, Rosmarin, Knoblauch, Paprika, Zitronensaft, Salz und Pfeffer in eine große Schüssel geben. Gut verrühren und den Fisch in diese Marinade geben. Für 30 Minuten kühl stellen, damit die Gewürze in das Fisch ziehen können.

Den Grill auf mittlere Temperatur vorheizen. Fisch auf den Gill geben und für ca. 4-5 Minuten auf jeder Seite grillen.

Vom Grill nehmen und auf eine Servierplatte geben. Reis zugeben und sofort servieren.

Nährwertangaben pro Portion: Kcal: 754, Proteine: 41,1 g, Kohlenhydrate: 49,9 g, Fette: 42,8 g

61.   Mexikanische Pozole

Zutaten:

450 g fettarmes Rindfleisch, in Würfel geschnitten

200 g getrocknete Bohnen

200 g Tomaten, gewürfelt

1 EL Tomatenmark

1 mittelgroße Zwiebel, fein gehackt

1 Knoblauchzehe, fein gehackt

15 g frischer Koriander, fein gehackt

1 EL Olivenöl

½ TL Salz

¼ TL schwarzer Pfeffer, frisch gemahlen

Zubereitung:

Fleisch unter kaltem, fließendem Wasser waschen und mit Küchenpapier trocken tupfen. In mundgerechte Stücke schneiden und in eine mittelgroße Schüssel geben. Fleisch mit Salz und Pfeffer einreiben und zur Seite stellen.

Öl in einem dickbodigen Topf bei mittlerer Temperatur erwärmen. Fleischstücke zugeben und für 10 Minuten anbraten oder bis sie schön braun sind. Die Temperatur runter drehen und Zwiebeln, Knoblauch und Koriander zugeben. Wasser hinzugeben bis alle Zutaten bedeckt sind und zum Kochen bringen. Tomaten, Tomatenmark und getrocknete Bohnen zugeben. Zudecken und für ca. 35-40 Minuten kochen gelegentlich umrühren. Mehr Wasser für die gewünschte Konsistenz zugeben. Vom Herd nehmen und warm servieren.

Nährwertangaben pro Portion: Kcal: 364, Proteine: 47,8 g, Kohlenhydrate: 9,9 g, Fette: 14,4 g

62.   Hühnchen mit Pilzsoße

Zutaten:

1 ganzes Huhn (ca. 900 g)

110 g Champignons, geschnitten

50 g Schalotten, fein gehackt

3 Knoblauchzehen, gehackt

75 g grüne Oliven, mit Steinen

120 ml Weißwein

1 TL Salz

½ TL schwarzer Pfeffer, gemahlen

Zubereitung:

Den Ofen auf 350°F (175°C) vorheizen.

Das Hühnchen mit einem scharfen Messer am Rückgrat teilen. In zwei Hälften scheniden und mit der Brustseite nach oben hinlegen. Leicht drücken und mit der Handfläche flach drücken. Großzügig mit etwas Salz und Pfeffer bestreuen.

Ein großes Backblech einfetten und das Hühnchen draufgeben. Im Ofen für ca. 40-45 Minuten backen.

In der Zwischenzeit, Champignons, Schalotten, Knoblauch, Oliven, Salz und Pfeffer vermengen. Vermischen bis alles gut vermengt ist. Hühnchen aus dem Ofen nehmen und auf einen Teller geben. Die Pilzmischung zugeben und gleichmäßig auf dem Backblech verteilen. Mit Wein beträufeln. Nun das Hühnchen auf die Mischung legen und erneut in den Ofen geben. Für ca. 40 Minuten backen und aus dem Ofen nehmen.

Das Hühnchen portionieren und die Champignons drübergeben.

Warm servieren.

Nährwertangaben pro Portion: Kcal: 396, Proteine: 67,1 g, Kohlenhydrate: 6,1 g, Fette: 7,5 g

63.   Grapefruit-Apfelsaft

Zutaten:

1 große Grapefruit, geschält

1 mittelgroßer Apfel, entkernt

1 mittelgroße Zitrone, geschält

5 kleine Rettiche, geschnitten and gewürfelt

¼ TL Ingwer, gemahlen

¼ TL Zimt, gemahlen

Zubereitung:

Grapefruit schälen und in Spalten schneiden. Zur Seite stellen.

Apfel waschen und der Länge nach halbieren. Die Kerne entfernen und in mundgerechte Stücke schneiden. Zur Seite stellen.

Zitrone schälen und der Länge nach halbieren. Zur Seite stellen.

Rettiche waschen und die grünen Blätter entfernen. In kleine Stücke schneiden und zur Seite stellen.

Grapefruit, Apfel, Zitrone, Rettiche, Ingwer und Zimt in einen Entsafter geben und verarbeiten, bis sie gut entsaftet sind. In Gläsern anrichten und 4 EL Wasser zugeben. Gut verrühren und vor dem Servieren ein paar Eiswürfel zugeben.

Guten Appetit!

Nährwertangaben pro Portion: Kcal: 244, Proteine: 3,5 g, Kohlenhydrate: 64,2 g, Fette: 1 g

64. Cremige Hühnchen-Tortillas

Zutaten:

450 g Hühnerbrust, ohne Haut und ohne Knochen

50 g Cheddar

60 g Sauerrahm

1 große rote Paprika, gewürfelt

¼ TL Chili, gemahlen

¼ TL grüner Pfeffer, gemahlen

½ TL Salz

1 EL Olivenöl

5 Weizentortillas

Zubereitung:

Hühnchen waschen und mit einem Küchenpapier trocken tupfen. In dünne Scheiben schneiden und zur Seite stellen.

Paprika waschen und der Länge nach halbieren. Kerne entfernen und in kleine Stücke schneiden. Zur Seite stellen.

Öl in einem großen Topf bei mittlerer Hitze erwärmen. Hühnchen zugeben und mit etwas Salz und Pfeffer bestreuen. Für 5-7 Minuten kochen oder bis es goldbraun ist. Hühnchen aus dem Topf nehmen und Paprika zugeben. Für 3-4 Minuten kochen oder bis es zart ist. Mit grünem Pfeffer, Chili und einer Prise Salz bestreuen. Gut umrühren und dann Hühnchen zugeben. Für 1 Minute kochen und Temperatur runter drehen. Sauerrahm und Käse unterrühren.

Für 2 Minuten kochen und vom Herd nehmen.

Mischung auf die Tortillas legen und rollen. Sofort servieren.

Nährwertangaben pro Portion: Kcal: 441, Proteine: 34,7 g, Kohlenhydrate: 29,5 g, Fette: 20,7 g

65. Erdbeer-Bananen-Haferflocken

Zutaten:

200 g frische Erdbeeren, gewürfelt

1 mittelgroße Banane, geschnitten

1 EL Chiasamen

2 EL Zitronensaft, frisch gepresst

100 g Haferflocken

240 ml Milch

1 EL roher Honig

Zubereitung:

Haferflocken und Milch in einem mittleren Topf geben. Gut umrühren und zum Kochen bringen. Vom Herd nehmen und mit einer Gabel auflockern. Für 10 Minuten zum Quellen zur Seite stellen.

In der Zwischenzeit, Erdbeeren waschen und in mundgerechte Stücke schneiden. In einen große Schüssel geben und zur Seite stellen.

Banane schälen und in dünne Scheiben schneiden. In die Schüssel mit Erdbeeren geben und mit Zitronensaft beträufeln. Für 3 Minuten zur Seite stellen, damit der Saft in die Früchte ziehen kann.

Nun Erdbeeren und Bananen in die Haferflocken rühren. Mit Chiasamen garnieren und vor dem Servieren für 10 Minuten kalt stellen.

Guten Appetit!

Nährwertangaben pro Portion: Kcal: 405, Proteine: 13,8 g, Kohlenhydrate: 66,9 g, Fette: 10,5 g

66.   Eichelkürbis-Cremesuppe

Zutaten:

2 mittelgroße Eichelkürbisse

960 ml Hühnerbrühe

3 Knoblauchzehen, fein gehackt

3 EL Olivenöl

2 EL Limettensaft, frisch gepresst

1 mittelgroße Zwiebel, grob gehackt

115 g Sauerrahm

1 TL schwarzer Pfeffer, gemahlen

½ TL Salz

Zubereitung:

Den Ofen auf 350°F (175°C) vorheizen.

Kürbis der Länge nach halbieren und Kerne entfernen. Auf ein großes Backblech legen und zur Seite stellen.

Zwiebel schälen und in große Stücke schneiden. Gleichmäßig auf dem Kürbis verteilen.

Olivenöl und Knoblauch in eine kleine Schüssel geben. Auf dem Kürbis verteilen. Im Ofen für ca. 40-45 Minuten backen oder bis er zart ist. Aus dem Ofen nehmen und komplett abkühlen lassen.

Nun, alles in einen großen Topf geben und die restlichen Zutaten zugeben.

Zudecken und für 15 Minuten bei niedriger Temperatur kochen. In die Küchenmaschine geben und pürieren bis sie cremig ist.

Sauerrahm unterrühren und erneut erwärmen. Etwas Salz und Pfeffer für den Geschmack drüber streuen. Dies ist optional.

Warm servieren.

Nährwertangaben pro Portion: Kcal: 294, Proteine: 8 g, Kohlenhydrate: 28,9 g, Fette: 18,2 g

67.   Sellerie-Birnen-Salat

Zutaten:

2 mittelgroße Selleriestangen, gewürfelt

2 große Birnen, entkernt und geschnitten

45 g Pflaumen, gehackt

2 große Orangen, geschält und in Spalten geschnitten

115 g griechischer Joghurt

2 EL Zitronensaft, frisch gepresst

½ TL Salz

Zubereitung:

Selleriestange waschen und in mundgerechte Stücke schneiden. Zur Seite stellen.

Birne waschen und der Länge nach halbieren. Die Kerne entfernen und in mundgerechte Stücke schneiden. Zur Seite stellen.

Orangen schälen und in Spalten schneiden. Zur Seite stellen.

Zitronensaft, griechischen Joghurt und Salz in eine kleine Schüssel geben. Verrühren bis es gut vermischt ist und zur

Seite stellen, damit sich das Aroma voll entfalten kann.

Sellerie, Birnen, Orangen und Pflaumen in eine große Salatschüssel geben. Einmal umrühren und dann mit dem hergestellten Dressing beträufeln.

Gut vermengen und vor dem Servieren für 15 Minuten kalt stellen.

Guten Appetit!

Nährwertangaben pro Portion: Kcal: 306, Proteine: 8,4 g, Kohlenhydrate: 70,6 g, Fette: 1,8 g

68.   Portobello gefüllt mit Garnelen

Zutaten:

6 Portobello-Pilze

110 g Garnelen, gesäubert

2 EL Parmesan, gerieben

1 TL geräuchertes Paprikapulver

1 Knoblauchzehe, gehackt

1 EL Olivenöl

½ TL Worcestershiresauce

½ TL Salz

Zubereitung:

Den Ofen auf 350°F (175°C) vorheizen.

Champignons waschen und den Stengel entfernen. Mit dem Boden nach oben auf ein großes Backblech legen. Zur Seite stellen.

Garnele schälen und entdärmen. Unter kaltem, fließendem Wasser waschen und mit Küchenpapier trocken tupfen. In einen große Schüssel geben und zur Seite stellen.

Knoblauch fein schneiden und zu den Garnelen geben. Mit geräuchertem Paprikapulver bestreuen und gut verrühren. Zur Seite stellen.

Öl in einem mittelgroßen Topf bei mittlerer Hitze erwärmen. Garnelenmischung zugeben und für ca. 4-5 Minuten kochen, gelegentlich umrühren. Vom Herd nehmen und die vorbereiteten Champignons mit den Garnelen füllen.

Mit Parmesan bestreuen und in den Ofen geben. Für 5 Minuten backen oder bis sie fertig sind.

Vom Herd nehmen und sofort servieren.

Guten Appetit!

Nährwertangaben pro Portion: Kcal: 239, Proteine: 26,7 g, Kohlenhydrate: 11,7 g, Fette: 11,1 g

69. Knuspriger Tilapia

Zutaten:

450 g Tilapiafilets

1 EL frischer Basilikum, fein gehackt

125 g Maismehl

2 EL Mehl

2 große Eier

4 EL Parmesan, gerieben

½ TL Salz

¼ TL schwarzer Pfeffer, gemahlen

2 EL Zitronensaft, frisch gepresst

1 EL Olivenöl

Zubereitung:

Den Ofen auf 450°F (230°C) vorheizen. Ein großes Backblech mit etwas Olivenöl einfetten und zur Seite stellen.

Filets unter kaltem, fließendem Wasser waschen und mit

Küchenpapier trocken tupfen. In dünne Scheiben schneiden und zur Seite stellen.

Maismehl, Mehl und Käse in eine große Rührschüssel geben. Gut verrühren und zur Seite stellen.

Eier in einer mittelgroßen Schüssel verquirlen. Zur Seite stellen.

Nun die Filets in den Eiern wenden und dann in der Mehlmischung. Auf einem Backblech verteilen und in den Ofen geben.

Für ca. 15-20 Minuten backen oder bis sie schön knusprig sind. Aus dem Ofen nehmen und etwas Süßkartoffelpüree oder gedünstetem Gemüse servieren.

Nährwertangaben pro Portion: Kcal: 662, Proteine: 63,4 g, Kohlenhydrate: 54,8 g, Fette: 22,4 g

70.   Mango-Aprikosen-Haferbrei

Zutaten:

2 große Mangos, geschält und gewürfelt

2 mittelgroße Aprikosen, fein gehackt

120 ml Magermilch

120 ml Sahne

1 EL Honig

2 EL Mandeln

1 EL Orangensaft, frisch gepresst

Zubereitung:

Mangos schälen und in kleine Stücke schneiden. In die Küchenmaschine geben und Orangensaft und Honig hinzufügen. Rühren bis es sämig ist und in eine mittelgroße Schüssel geben. Zur Seite stellen.

Aprikosen waschen und der Länge nach halbieren. Kerne entfernen und klein würfeln. Aprikosen zu Mangos, Milch und Sahne in die Schüssel geben. Gut rühren und mit Mandeln garnieren.

Vor dem Servieren für 15 Minuten kalt stellen und genießen!

Nährwertangaben pro Portion: Kcal: 349, Proteine: 7,1 g, Kohlenhydrate: 69,4 g, Fette: 7,9 g

WEITERE TITEL DIESES AUTORS

70 Effektive Rezepte um Übergewicht zu Vermeiden und Gewicht zu Verlieren: Fett schnell verbrennen durch die Verwendung von richtiger Diät und kluger Ernährung

von Joe Correa CSN

48 Rezepte zur Verminderung von Akne: Der schnelle und natürliche Weg zum Beheben Ihres Akne-Problems in weniger als 10 Tagen!

von Joe Correa CSN

41 Rezepte zur Vorbeugung von Alzheimer: Verringern oder Beseitigung des Alzheimer Zustandes in 30 Tagen oder weniger!

von Joe Correa CSN

70 wirksame Rezepte bei Brustkrebs: Vorbeugen und bekämpfen von Brustkrebs mit kluger Ernährung und kraftvollen Lebensmitteln

von Joe Correa CSN

www.ingramcontent.com/pod-product-compliance
Lightning Source LLC
Chambersburg PA
CBHW030251030426
42336CB00009B/343